协和医生答疑丛书
荣获国家科学技术进步奖
中国医学科学院健康科普研究中心推荐读本

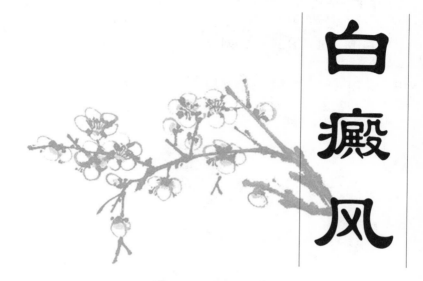

白癜风

184个怎么办

王宏伟　刘　勇　编著

 中国协和医科大学出版社

图书在版编目（CIP）数据

白癜风 184 个怎么办 / 王宏伟，刘勇主编. —北京：中国协和医科大学出版社，2015.8

（协和医生答疑丛书）

ISBN 978-7-5679-0293-0

Ⅰ．①白⋯　Ⅱ．①王⋯　②刘⋯　Ⅲ．①白癜风-诊疗-问题解答　Ⅳ．①R758.4-44

中国版本图书馆 CIP 数据核字（2015）第 221896 号

协和医生答疑丛书

白癜风 184 个怎么办

编　　著：王宏伟　刘　勇
责任编辑：杨小杰　郭广亮

出版发行：**中国协和医科大学出版社**
（北京东单三条九号　邮编 100730　电话 65260378）

网　　址：www.pumcp.com
经　　销：新华书店总店北京发行所
印　　刷：北京佳艺恒彩印刷有限公司

开　　本：710×1000　　1/16 开
印　　张：7.5
字　　数：80 千字
版　　次：2016 年 4 月第 1 版　　2016 年 4 月第 1 次印刷
印　　数：1—3000
定　　价：16.00 元

ISBN 978-7-5679-0293-0

丛 书 序 言

　　"协和"是中国医学的金字招牌，也是许多中国百姓心中最高医学水平的象征。正是如此，全国各地近些年如雨后春笋般地出现许许多多的"协和医院"。但医学界知道，"协和"有北京、武汉、福建三个老牌医院；对于北方的大多数人而言，"协和"特指北京协和医院和北京协和医学院。

　　"北京协和"联系着黄家驷、林巧稚、张孝骞、吴英恺、邓家栋、吴阶平、方圻等一位位医学泰斗，也联系着一代代"新协和人"的劳动创造。这里有科学至上、临床求真、高峰视野、学养博深等闪光品格，也有勤学深思、刻苦务实、作风严谨、勇于创新等优秀精神。

　　"协和医生答疑丛书"是协和名医智慧和经验的总结，由北京协和医学院和北京协和医院众多专家参与编写，体现了这些专家对疾病的认识和对患者的关怀，更重要的是展示了他们多年甚至是一生临床诊疗的丰富经验。

　　"协和医生答疑丛书"因为其科学性、权威性和实用性，获得中国科普图书最高奖——国家科学技术进步奖二等奖。协和专家长期从事专业工作，写作语言并不十分通俗，也不够活泼，但这些在医学巅峰的医学专家写出了自己独特的经验和独到的见解，给读者尤其是患者提供了最科学最有效的建议。

　　几十年来，全国各地成千上万的患者为获得最好的治疗，辗转从基层医院到地市医院，再到省级医院，最后来到北京协和医院，形成"全国人民上协和"的独特景观。而协和专家也在不断总结全国各级医院的诊疗经验，掌握更多的信息，探索出更多的路径，使自己处于诊治疑难病的优势地位，所以"协和"又是卫生部指定的全国疑难病诊疗指导中心。

"协和医生答疑丛书"不是灵丹妙药，却能帮您正确认识身体和疾病，通过自己可以做到的手段，配合医生合理治疗，快速有效地康复。书中对疾病的认识和大量的经验总结，实为少见，尤为实用。

袁　钟

中国医学科学院健康科普研究中心主任

前　言

　　白癜风是皮肤科常见病之一，在人群中常可见到。白癜风在我国发病率约为 0.5%。白癜风的发病原因和机制仍未完全明确，发病年龄不等，无种族和性别差异。迄今为止还没有一种特异性的治疗方法能使所有患者获得治愈。部分治愈的患者，所有疗法奏效也比较缓慢。

　　白癜风虽不影响患者正常生理活动，但由于外观的影响，会给患者造成巨大的心理负担和痛苦。很多人认为白癜风是顽疾，常常有恐惧心理。许多白癜风患者为此精神焦虑，甚至影响正常生活和交往。鉴于临床工作中患者有诸多问题要求答复，特总结临床患者常见问题编辑成本书。

　　《白癜风184个怎么办》是一本专门针对白癜风患者的科普读物，分皮肤基础知识、病因、临床表现、诊断和鉴别诊断、治疗、预防及注意事项、其他相关问题七个篇章。它从概念、病因、临床表现、诊断、治疗、预防、调护等方面对白癜风患者关注的一些问题进行解答，着重回答有关白癜风的治疗及合理用药方面的问题，并对一些特殊物理、化学疗法进行诠释，附录白癜风诊疗共识，反映近年来白癜风临床研究的权威进展。

　　本书语言通俗易懂，内容深入浅出，贴近生活，讲究实用，旨在全面普及白癜风的基本知识，帮助患者正确认识白癜风，合理使用药物，避免因用错药导致病情延误或加重，提高患者的自我康复意识和能力，适合广大皮肤病患者及家属阅读

参考。

　　本书在编写过程中征求了部分患者的意见，尽可能为患者排忧解难，希望本书能够对白癜风患者有所裨益，同时衷心期待广大患者能够早日康复！同时感谢岳学苹、叶婷婷、王靖、徐伟、彭玉琦等对本书出版提出的宝贵意见。

　　由于水平及精力所限，本书不免会有一些疏漏和不足，望广大读者批评、指正，以待再版时完善。

编者

于北京协和医院

2016年3月5日

目 录

皮肤基础知识

1. 哪些因素决定了人类皮肤的颜色？ …………………………（ 1 ）

2. 黑素是如何形成及代谢的？ …………………………………（ 1 ）

3. 黑素有哪些功能？ ……………………………………………（ 2 ）

4. 哪些因素影响了黑素的形成？ ………………………………（ 3 ）

5. 不同种族人群的黑素在人体分布有什么特点？ …………（ 4 ）

6. 同一种族人群的黑素在人体分布有什么特点？ …………（ 4 ）

7. 人的一生中黑素变化有什么规律？ …………………………（ 5 ）

8. 环境因素对肤色有什么影响？ ………………………………（ 5 ）

9. 皮肤表皮分为哪几层？黑素细胞位于皮肤的哪一层？ ……（ 6 ）

10. 什么是黑素细胞？ …………………………………………（ 6 ）

11. 白癜风英文 vitiligo 的来源是什么？ ……………………（ 6 ）

白癜风病因

12. 什么是白癜风的自身免疫学说？ …………………………（ 7 ）

13. 什么是白癜风的黑素细胞自身破坏学说？ ………………（ 7 ）

14. 什么是白癜风的神经化学因子学说？ ……………………（ 8 ）

15. 白癜风是血液病吗？患有白癜风能不能献血？ …………（ 9 ）

16. 白癜风和血型有关系吗？ …………………………………（ 9 ）

17. 白癜风病常见的诱发因素有哪些？ ………………………（ 9 ）

18. 白癜风与精神因素有关系吗？ ……………………………（ 10 ）

19. 白癜风的发病与年龄有关系吗？ ……………………………（ 10 ）

20. 微循环障碍对白癜风有影响吗？ ……………………………（ 11 ）

21. 白癜风的发病与人体的免疫机制有关系吗？ ………………（ 11 ）

22. 白癜风的发生与环境污染有关系吗？与经常上网辐射
    有没有关系？ …………………………………………………（ 12 ）

23. 黑素细胞在白癜风的发病过程中起着什么样的作用？ ……（ 12 ）

24. 黑素细胞库在白癜风的发病过程中起着什么样
    的作用？ ………………………………………………………（ 13 ）

25. 白癜风的发病与人体的内分泌、免疫功能有关系吗？ ……（ 13 ）

26. 白癜风皮损处有黑素细胞吗？ ………………………………（ 14 ）

27. 古代中医学对白癜风病因有何认识？ ………………………（ 14 ）

28. 白癜风是否遗传？是否存在白癜风的易感基因？ …………（ 14 ）

29. 白癜风传染吗？ ………………………………………………（ 15 ）

30. 白癜风和季节、地域有没有关系？白癜风发病有地区
    差别吗？ ………………………………………………………（ 15 ）

31. 为什么深色肤种的人群易患白癜风？ ………………………（ 15 ）

32. 性激素对黑素代谢有何影响？ ………………………………（ 16 ）

33. 肾上腺素和去甲肾上腺素对黑素代谢有何影响？ …………（ 16 ）

34. 甲状腺素对黑素代谢有何影响？ ……………………………（ 16 ）

35. 褪黑激素对黑素代谢有何影响？ ……………………………（ 17 ）

36. 引发白癜风的生活作息因素有哪些？ ………………………（ 17 ）

37. 什么是白癜风遗传易感性？ …………………………………（ 17 ）

38. 暴露在某些化学环境下会患白癜风吗？ ……………………（ 18 ）

39. 白癜风有明确病因吗？ ………………………………………（ 18 ）

40. 哪些职业的人群易患白癜风？ ………………………………（ 18 ）

41. 得了白癜风后会引发恶性肿瘤吗？ …………………………（ 18 ）

临床表现

42. 临床上白癜风是如何分型、分期的？ ……………………（ 20 ）

43. 如何区分白癜风的进展期和稳定期？ ……………………（ 21 ）

44. 白癜风的皮损颜色全是白色的吗？ ………………………（ 22 ）

45. 白癜风同形反应指什么？ …………………………………（ 22 ）

46. 白癜风有哪些常见的临床症状？ …………………………（ 22 ）

47. 白癜风可以与其他皮肤病并存吗？ ………………………（ 23 ）

48. 白癜风患者的毛发有何特殊表现？ ………………………（ 23 ）

49. 白癜风患者可以有听力损害吗？ …………………………（ 23 ）

50. 白癜风患者可以有眼睛损害吗？ …………………………（ 24 ）

51. 白癜风与一些自身免疫性疾病有关吗？ …………………（ 25 ）

52. 白癜风的组织病理学有哪些变化？ ………………………（ 25 ）

53. 白癜风患者血液检查有无异常变化？ ……………………（ 25 ）

54. 白癜风好发于哪些部位？ …………………………………（ 26 ）

55. 什么是二羟苯丙氨酸（DOPA）反应阳性？ ……………（ 27 ）

56. 儿童白癜风与成年人白癜风比较有什么特点？ …………（ 27 ）

57. 什么是完全型白斑和不完全型白斑？ ……………………（ 28 ）

58. 什么是蓝色白癜风？ ………………………………………（ 28 ）

59. 什么是三色白癜风？ ………………………………………（ 29 ）

60. 什么是五色白癜风？ ………………………………………（ 29 ）

61. 什么是豹斑样白癜风？ ……………………………………（ 29 ）

62. 女性阴部出现的白斑会恶变吗？ …………………………（ 30 ）

63. 白癜风如何发展？ …………………………………………（ 31 ）

64. 白斑会随着时间发展吗？会变大吗？ ……………………（ 31 ）

65. 白癜风还有其他的症状吗？白癜风会导致其他的

    疾病吗？ ……………………………………………………（ 31 ）

66. 我会因为白癜风而增加患皮肤癌的概率吗？ ……………（ 32 ）

67. 白癜风会导致眼睛丧失颜色吗？会导致失明吗？ ·········· （ 32 ）

68. 白癜风会直接引发其他疾病吗？ ······················· （ 32 ）

69. 其他病症会引发白癜风或引发更高的发病率吗？ ·········· （ 33 ）

70. 白癜风会影响人体其他因素并导致其他病症更高的

  发病率吗？ ·· （ 33 ）

诊断与鉴别诊断

71. 怎样判定自己患了白癜风？ ························· （ 34 ）

72. 哪些检查方法有助于白癜风的诊断？ ················· （ 34 ）

73. 三维皮肤 CT 对白癜风的诊断有何意义？ ············· （ 35 ）

74. 皮肤病理活检对诊断白癜风有何意义？ ··············· （ 36 ）

75. 皮肤镜检查对诊断白癜风有何意义？ ················· （ 37 ）

76. 伍德灯（Wood 灯）对诊断白癜风有何意义？ ·········· （ 37 ）

77. 老年性白斑、特发性点状白斑及对称性进行性白斑

  与白癜风有何不同？ ································ （ 38 ）

78. 白化病与白癜风有何不同？ ························· （ 38 ）

79. 斑驳病与白癜风如何区别？ ························· （ 40 ）

80. 白色糠疹的白色斑与白癜风如何区别？ ··············· （ 40 ）

81. 无色素性痣和贫血痣均表现为白色斑，与白癜风如何

  区别？ ·· （ 41 ）

82. 花斑糠疹可出现白色斑，与白癜风如何区别？ ·········· （ 42 ）

83. 炎症后白斑等继发性白斑与白癜风如何区别？ ·········· （ 42 ）

84. 黏膜硬化萎缩性苔藓与长在黏膜部位的白癜风如何

  区别？ ·· （ 43 ）

85. 遗传性对称性色素异常症及无色素性色素失禁症是否

  也应与白癜风鉴别？ ································ （ 44 ）

86. 哪些疾病会伴发白癜风？与白癜风相关的疾病

  有哪些？ ·· （ 45 ）

87. 有色素减退斑就一定是单纯的皮肤病——白癜风吗？ …… （45）

88. 单侧视网膜炎白癜风综合征和双眼色素层炎白癜风综合征
    是怎么回事？ ……………………………………………… （47）

89. 晕痣与白癜风有何区别？ ………………………………… （47）

治 疗

90. 现代医学治疗白癜风常用哪些方法？ …………………… （49）

91. 白癜风治疗的原则是什么？ ……………………………… （49）

92. 色素岛型白癜风的治疗原则是什么？ …………………… （49）

93. 白癜风治疗恢复的黑素来源是什么？ …………………… （51）

94. 为何白癜风要及时治疗？ ………………………………… （52）

95. 治疗白癜风的疗效判断标准是什么？ …………………… （52）

96. 如何针对病情选择白癜风的治疗方法？ ………………… （52）

97. 什么是紫外线治疗？ ……………………………………… （53）

98. 什么是光化学疗法（PUVA）疗法？为何能治
    白癜风？ …………………………………………………… （53）

99. 光化学疗法（PUVA）治疗白癜风的作用机制
    是什么？ …………………………………………………… （53）

100. 光化学疗法（PUVA）治疗白癜风有哪些禁忌证？ …… （54）

101. 哪些因素影响光化学疗法（PUVA）治疗白癜风
     的疗效？ …………………………………………………… （54）

102. 如何根据白癜风病情选用光化学疗法（PUVA）？
     临床疗效如何？ …………………………………………… （55）

103. 光化学疗法（PUVA）的治疗是怎样进行的？治疗时应
     注意哪些问题？适合哪些人群？不良反应有哪些？ …… （55）

104. 什么是白癜风的中波紫外线照射（UVB）治疗？ ……… （56）

105. 中波紫外线照射（UVB）可治疗白癜风吗？ …………… （56）

106. 儿童白癜风可以进行光化学治疗吗？ …………………… （57）

107. 日光浴(人工)可以代替 PUVA 或 UVB 吗? ·············（57）

108. 激光可治疗白癜风吗? ·············（57）

109. 308nm 准分子激光治疗白癜风的原理是什么? ·······（58）

110. 308nm 准分子激光治疗白癜风后出现红斑水疱,

正常吗? ·············（59）

111. 308nm 准分子激光治疗白癜风有没有不良反应? ·······（59）

112. 308nm 准分子激光治疗白癜风间隔多久做一次,

大约多少次可以见到效果? ·············（60）

113. 308nm 准分子激光联合剥脱性点阵激光治疗白癜风

的原理是什么? 对顽固白癜风的效果如何? ·······（60）

114. 308nm 准分子激光最大能量是多大? ·············（60）

115. 308nm 准分子激光对白癜风还是很有效果的,

但是能量越来越大,对身体有没有影响? ·············（61）

116. 308nm 准分子激光治疗后,皮肤变黑,

还能不能恢复? ·············（61）

117. 308nm 准分子激光和 308nm 准分子紫外光的区别? ·······（61）

118. 什么是白癜风的手术疗法? ·············（62）

119. 白癜风外科疗法的适应证和禁忌证是什么? ·······（63）

120. 什么是白癜风的自体表皮移植术? 适用范围是什么? ·······（64）

121. 自体表皮移植术是如何进行的? ·············（66）

122. 自体表皮移植术治疗白癜风需注意哪些问题? ·······（67）

123. 自体表皮移植术治疗白癜风的疗效如何? 哪些疗法

可与之联用? ·············（68）

124. 治疗白癜风的细胞移植法有哪些? ·············（69）

125. 什么是白癜风的毛囊移植疗法? ·············（70）

126. 什么是白癜风的培养表皮片移植疗法? ·············（71）

127. 什么是白癜风的自体黑素细胞培养后移植术? ·······（71）

128. 什么是白癜风的同种异体黑素细胞培养后移植疗法? ······（72）

129. 白癜风患者如何选择黑素细胞移植方法治疗？ ……… （72）

130. 卡泊三醇为何能用于治疗白癜风？ ……………………… （73）

131. 糖皮质激素为何能治疗白癜风？ ………………………… （73）

132. 糖皮质激素治疗白癜风有哪些方法？ …………………… （74）

133. 使用糖皮质激素治疗白癜风需注意哪些问题？ ………… （75）

134. 治疗白癜风为何不能滥用皮质激素？ …………………… （75）

135. 哪些药物可用于局部白斑内注射治疗白癜风？ ………… （76）

136. 什么是白癜风的遮盖疗法？ ……………………………… （76）

137. 皮肤磨削术如何治疗白癜风？ …………………………… （77）

138. 如何应用皮肤磨削术及文色法治疗白癜风？ …………… （77）

139. 什么是白癜风的脱色疗法？ ……………………………… （78）

140. 中医对白癜风是如何辨证论治的？ ……………………… （78）

141. 治疗白癜风的常用中药方有哪些？ ……………………… （81）

142. 中医治疗白癜风常用的外用制剂有哪些？ ……………… （82）

143. 补骨脂素为何能治疗白癜风？ …………………………… （84）

144. 使用补骨脂素治疗白癜风应注意什么？ ………………… （84）

145. 使用外涂药物治疗白癜风时应注意什么？ ……………… （84）

146. 药物治疗白癜风的疗效判定时间是多久？ ……………… （85）

147. 目前治疗白癜风有哪些新的外用药？ …………………… （85）

148. 他克莫司软膏是否可用于白癜风？疗效如何？ ………… （85）

149. 白癜风外用他克莫司软膏之后有烧灼感正常吗？ ……… （86）

150. 他克莫司软膏治疗白癜风的同时有什么不良反应？ …… （86）

151. 他克莫司软膏治疗白癜风浓度上有什么要求？ ………… （86）

152. 生殖器白癜风可以治疗吗？ ……………………………… （86）

153. 所有的治疗方法在治疗面部和眼睛周围都是
     安全的吗？ ………………………………………………… （87）

154. 白癜风患病时间长会增加治疗难度吗？ ………………… （87）

155. 白癜风毛发变白是否可以恢复？ ………………………… （87）

156. 常用的光敏性食物有哪些？ ………………………………（ 87 ）

157. 微量元素有没有必要检测？ ………………………………（ 88 ）

158. 白癜风患者是否需要经常晒太阳？ …………………………（ 88 ）

159. 听说吃光敏性食物会晒黑，我吃这些食物再晒太阳，

　　会不会把白癜风晒黑？ ……………………………………（ 88 ）

160. 白癜风有没有疫苗？ ………………………………………（ 88 ）

161. 如果白癜风的患处植皮，这块皮肤还会变白吗？ ………（ 88 ）

162. 如果白癜风的患处植别人的皮，这块皮肤还会

　　变白吗？ ……………………………………………………（ 89 ）

163. 我腿部有湿疹，湿疹和白癜风同时存在，它们有没有

　　相关性？ ……………………………………………………（ 89 ）

164. 如果湿疹和白癜风有相关性，我是不是发现湿疹应该

　　立即使用激素类药膏控制？ ………………………………（ 89 ）

165. 我今年 31 岁，对外观还是比较在意的，医生说白癜风

　　和年龄有关，请问我多大年纪可以放弃治疗？ …………（ 89 ）

166. 我的面部有色斑，说明还是有黑素生成的，

　　为什么还是有白斑出现？ …………………………………（ 89 ）

预防及注意事项

167. 维生素 C 和吃富含维生素 C 的蔬菜水果能加重

　　白癜风吗？ …………………………………………………（ 90 ）

168. 作息不规律会诱发白癜风吗？ ……………………………（ 90 ）

169. 白癜风患者如何正确沐浴？ ………………………………（ 90 ）

170. 阳光暴晒能加重白癜风吗？阴天的时候还用避光吗？ …（ 91 ）

171. 白癜风哪些食物不能吃？ …………………………………（ 91 ）

172. 如何预防白癜风继续发展及复发？ ………………………（ 91 ）

173. 饮酒或吃海鲜会诱发或加重白癜风吗？ …………………（ 92 ）

174. 为什么白癜风患者不能穿戴过紧的腰带和衣服？ ………（ 92 ）

175. 加强体育锻炼会不会减少白癜风的复发？ …………… （ 92 ）

176. 抑郁焦虑会使白癜风复发吗？ ……………………… （ 93 ）

177. 我治疗时发现，太阳晒过的部位容易变黑，医生说紫
外线是诱发因素，我应该晒还是避免晒？如何把握？ …… （ 93 ）

178. 都说黑芝麻可以使头发变化，对白癜风有用吗？ ……… （ 93 ）

其他相关问题

179. 怀孕了，出现白癜风，和怀孕有关系吗？如何治疗？ …… （ 94 ）

180. 儿童白癜风好治吗？怎么治疗？ ………………………… （ 94 ）

181. 老年人得了白癜风怎么办？ ……………………………… （ 95 ）

182. 世界范围内，白癜风发病与地区、种族有相关性吗？
哪些人种容易患白癜风？ ………………………………… （ 95 ）

183. 白癜风发病与性别是否有关？ …………………………… （ 96 ）

184. 患有白癜风，人们总是盯着我看，我感到很尴尬，
该怎么做？ ………………………………………………… （ 97 ）

附录：白癜风诊疗共识…………………………………… （ 98 ）

皮肤基础知识

1. 哪些因素决定了人类皮肤的颜色？

皮肤内有 4 种生物色素，即褐色的黑素、红色的氧化血红蛋白、蓝色的还原血红蛋白和黄色的胡萝卜素。胡萝卜素不能由人体自身合成，需要从饮食中摄取，称为外源性色素，其余 3 种均由机体自身合成，称内源性色素。皮肤由外向内依次为表皮、真皮及皮下组织（皮下脂肪层）。上述 4 种生物色素在皮肤中的部位有所不同，黑素分布于表皮角朊细胞内，胡萝卜素分布于表皮角质层和皮下脂肪层，血红蛋白则分布在真皮内。其中，黑素是皮肤颜色最主要的决定因素。皮肤内黑素含量多皮肤就黑，含量少皮肤就白。黄种人皮肤黑素的含量介于白种人和黑种人之间。而黑素量的多少则主要取决于黑素细胞中酪氨酸酶活性的强弱，酪氨酸酶活性越强，合成的黑素量就越多。白癜风患者黑素合成障碍，所以出现皮肤白斑。

2. 黑素是如何形成及代谢的？

黑素是在黑素体内合成的。黑素是一种高分子生物色素。其形成过程大致如下：在黑素体内，酪氨酸酶作用于酪氨酸形成多巴，多巴去氢后形成多巴醌，并重新排列成 5,6-醌吲哚，聚合后与黑素体内的结构蛋白相结合形成黑素蛋白即黑素。

成熟的黑素体通过黑素细胞的树突输送到周围的角朊细胞，每个黑素细胞及其周围的角朊细胞就构成了一个结构和功能单位，称为表皮黑素单位，它们共同完成黑素的合成、转输和降解工作。这些黑素分布到表皮各层细胞，是决定皮肤颜色的主要因素。它们大部分将随表皮角质层细胞的脱落而排出体外。也有部分黑素受角朊细胞内溶酶体作用而被降解。另有部分黑素移向真皮浅层，或被吞噬细胞吞噬降解，或被运至血液循环中分解经肾排出。

3. 黑素有哪些功能？

（1）黑素细胞形成黑素体-黑素的合成率，与其被摄取、转运后的清除率，在体内通过一系列反馈、影响机制而保持同步，处于动态平衡之中，从而维持着人类肤色的相对稳定。

（2）对人类而言，黑素无疑是防止紫外线对皮肤损伤的主要屏障。黑素能吸收大部分紫外线，从而保护和减轻由于日光引起的皮肤急性和慢性损伤。一般白种人容易发生日光性晒伤，长期日晒后又容易发生各种慢性皮肤损伤和皮肤癌，如基底细胞癌、鳞状细胞癌和黑色素瘤等。黑种人则很少发生皮肤癌。

（3）黑素还能保护叶酸和类似的重要物质免受光线的分解。与此同时，黑素合成可增加人在炎热气候下的热负荷，所以黑种人吸收阳光中的热能比白种人所吸收的热能要多30%，而且黑素合成还可妨碍皮肤中维生素 D 的合成，故在营养不良的黑种人儿童中佝偻病更常见。

（4）黑素还是一种稳定的自由基，皮肤嫩不嫩、白不白主要取决于黑素细胞合成黑素的能力。在人的表皮基层细胞间，分布着黑素细胞，它含有的酪氨酸酶可以将酪氨酸氧化成多巴，中间再经过一系列的代谢过程，最后便可生成黑素。黑素生成越多，皮肤就越黝黑；反之，则皮肤就越白晰。

4. 哪些因素影响了黑素的形成？

（1）细胞外的影响因素：黑素细胞生成黑素的活性受到网络控制。皮肤内黑素细胞、角质形成细胞、朗格汉斯细胞、成纤维细胞、血管内皮细胞、神经细胞等组成。电讯交互网络（即胞质网络）在这一网络中，许多细胞因子对黑素细胞的繁殖分化、树突形成和黑素合成都有影响。能够促进黑素细胞生长、存活的因子有：碱性成纤维细胞生长因子（bFGF）、内皮素（ET-1）、神经细胞生长因子（NGF）等；抑制黑素细胞增殖，使酪氨酸酶活性降低的有：白介素-1（IL-1）、白介素-6、肿瘤坏死因子（TNF）能促进黑素细胞分化及黑素合成；干扰素（IFN）在一定条件下，能使黑素细胞形态改变，生长抑制；炎症介质白三烯CA（LTC4）是人黑素细胞的促分裂源，能引起黑素细胞快速增殖，并对黑素细胞有趋化作用。

（2）细胞内的影响因素

1）多酶作用的观点。黑素细胞中决定黑素合成速率的是细胞内的多种酶。多年来，人们一直认为酪氨酸酶是黑素生物合成过程中所需的唯一的酶。随着黑素合成研究的不断进展，人们发现黑素细胞中还存在其他与黑素合成相关的物质。与酪氨酸酶相关的两种蛋白TPR1（DHIcA氧化酶）和TRP2（多巴色素互变酶）在黑素的合成过程中发挥着重要的作用。它们除了对酪氨酸酶合成黑素具有协助作用以外，还具有合成其他不同类型色素的重要作用。

2）黑素细胞调控的信号传导途径。许多细胞因子，如碱性成纤细胞生长因子、肝细胞生长因子/扩散因子、内皮素等都能促进体外黑素细胞增殖，有些因子还能刺激酪氨酸酶活性，使黑素细胞高度色素化。这些因子可能是通过黑素细胞膜表面的受体进入细胞内，经下游信号传导来调控相应的靶点，引起细胞物质主要是蛋白质磷酸化或去磷酸化，对黑素细胞增殖和分化发挥调节作用。

皮肤基础知识

3）外源性因素的影响。紫外线是人体长期接触的一个外界刺激因素，是人类黑素细胞增殖和皮肤色素沉着增多的主要生理性刺激。皮肤变黑主要是因为中长波紫外线（UVB 和 UVA）引起黑素细胞增殖及促进黑素产生，出现皮肤色素沉着。

5. 不同种族人群的黑素在人体分布有什么特点？

对于不同肤色的各种族而言，其相对应部位的皮肤内所存在的表皮-黑素单元（也就是说黑素细胞数）是相同的，故各种族之间皮肤颜色的差异不是由于黑素细胞数目的多少有关，而是与进入角朊细胞内黑素体的质与量及分布位置有关。白种人皮肤内黑素体仅少量地存在于基底层细胞内，而黑种人的黑素体则分布于表皮全层，包括角质层。黄种人皮肤内黑素体的分布介于两者之间。

此外，黑素体在黑种人表皮内以单个形式存在，而白种人的黑素体常 2~3 个组成复合体而存在，这种复合体形式为降解状态，其内有大量的酸性磷酸酶存在，在此黑素体被降解，所以黑素体在白种人表皮内的排出快。而且黑素体的体积白种人也小于黑种人。

6. 同一种族人群的黑素在人体分布有什么特点？

对每个个体而言，各部位间黑素细胞的数量却不尽相同。在躯干部密度最小，约为 900 个/平方毫米，阴茎包皮最多，约有 2400 个/平方毫米，头皮约有 2000 个/平方毫米，其他部位约为 1000 个/平方毫米。

在暴露部位，身体褶皱处，易受压和摩擦部位，黑素细胞的分布密度亦较高，这些部位也是色素代谢障碍性疾病的好发部位。黑素细胞数量分布的不同及黑素细胞的活性、黑素体的大小、黑素体黑素化的程度、黑素体在角朊细胞内分布的情况等因素，再加之解剖学上的差异，共同决定了人体不同部位皮肤颜色的深浅。

7. 人的一生中黑素变化有什么规律？

人的一生中黑素的形成及代谢是有一定的变化规律的，大致可分为6期：

（1）新生儿期：通常无明显色素变化，但由于细胞的胚胎发育异常可引起一些成黑素细胞增殖或积聚性病变，如青痣、蒙古斑等数年后大多可消退。

（2）婴儿期：此期皮肤与毛发的黑素形成增加，特别是在全身应激反应如急性传染病之后，脑垂体释放促黑素激素增多而使黑素细胞活性增强，可出现各种色素痣，主要为单纯雀斑样痣。

（3）幼儿期：黑素形成增加，色素痣继续出现，某些儿童于暴露部位出现雀斑。

（4）发育期：黑素进一步增加，新的色素痣明显增多，原有痣变暗、变大，成为交界痣、混合痣或皮内痣等。这种现象在妊娠期也可见到，均与内分泌因素有关。

（5）中年期：随着年龄增加，上述色素痣大多逐渐消退，但皮色变暗而毛发色泽逐渐变淡。

（6）老年期：毛发色泽转灰白，皮肤可出现老年性雀斑样痣、老年疣等色素性改变。

8. 环境因素对肤色有什么影响？

人在不同的环境下皮肤的颜色也有改变，常在日光照射下，皮肤呈深黑色，长期在室内或地下室工作的人，皮肤就非常白，在西藏高原常住的人，由于风吹日晒，皮肤不仅色深，而且常伴毛细血管扩张。不同的人种有不同的肤色，这可能与长期环境的影响有关。

人在环境中对皮肤影响最大的因素是日光，日光中的紫外线可以直接使皮肤发红，引起各种皮肤病，也可以使皮肤变黑，在短期的日光照射下，皮肤虽然变黑了，但不久可以恢复正常。如果长期在日光照射下，不仅皮肤颜色变深变黑，而且可以诱发许多皮肤疾病，如脂溢性角化病、老年角化病、癌前期色素斑、基底细胞癌等。避免长期强烈的日光照射，对于预防各种皮肤病的发生或加剧是十分重要的。

由于饮水中所含的微量元素的不同，它们对人体的作用也不一样，对皮肤的颜色也有影响，如红色人种中皮肤常为红棕色，这与其居住环境有一定的关系。

9. 皮肤表皮分为哪几层？黑素细胞位于皮肤的哪一层？

皮肤表层一般可以分为4层：基底层、棘细胞层、颗粒层和角质层（在手掌和足跖，角质层和颗粒层之间还有透明层）。黑素细胞镶嵌于表皮基底层细胞之间，平均每10个基底细胞中有1个黑素细胞。

10. 什么是黑素细胞？

黑素细胞是一种皮肤里的特殊细胞，产生黑素。皮肤颜色深的人是因为他们的黑素细胞可以产生更多的黑素。

11. 白癜风英文 vitiligo 的来源是什么？

Vitiligo 这个词来源于拉丁语，"viti" 来源于拉丁语的 "vitium"，意思是损伤，瑕疵。"ligo" 是拉丁语里表示原因的常用结尾。Vitiligo 就是 "产生瑕疵或者损伤"。

白癜风病因

 12. 什么是白癜风的自身免疫学说？

白癜风的发病与一些自身免疫性疾病相关联。近年来的大量研究资料表明，白癜风发病和自身免疫关系密切。通过大量细致的研究，逐渐形成了白癜风病因学研究中的一种最为主要的学说，即自身免疫学说。自身免疫学说的依据主要有以下几点：

（1）白癜风患者中其他自身免疫性疾病的发生率明显高于正常人群。

（2）白癜风患者血清中可检测到多种自身抗体。其中抗黑素细胞抗体，其阳性率高达 50%～93%。白癜风是一种黑素细胞受破坏的皮肤病，抗黑素细胞抗体的检出更说明白癜风与自身免疫关系密切。

（3）病人存在着细胞免疫及体液免疫异常。

（4）本病病程迁延、对治疗抵抗、有时能自行消退，符合一般自身免疫病规律。

（5）在病理变化上符合迟发型免疫反应，进行期白斑边缘有单核细胞聚集，白斑边缘部表皮郎格罕细胞数目增多。

（6）用免疫抑制药治疗有效。局部或系统使用皮质激素甚至外用细胞毒药物等治疗白癜风有效。

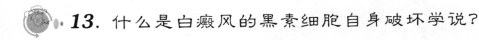 **13.** 什么是白癜风的黑素细胞自身破坏学说？

白癜风发生的原因是表皮黑素细胞功能亢进，促之耗损而早期衰

退，并可能是细胞本身合成的毒性黑素前身物质积聚。通常人体在合成黑素的时候，会产生很多单酚或多酚类化合物，例如多巴醌、多巴、多巴色素、5,6-二羟吲哚等，这些酚类物质的积聚或产生过多都对黑素细胞有选择性细胞毒性，能损伤黑素细胞。

这些单酚或多酚类化合物具有很高活性，对细胞质结构有损伤作用，因此，黑素合成程序被控制在黑素小体内，如果黑素小体膜完整性受到破坏，黑素小体内容物将大量漏入胞质，从而导致细胞损伤。

通常，正常人的机体保护机制消除了黑素代谢中间产物的破坏作用，由于各种因素作用，一旦保护机制出了问题，黑素细胞便有被破坏的可能性。

 ## *14.* 什么是白癜风的神经化学因子学说？

神经精神因素与白癜风的发病密切相关，据估计约2/3的患者在起病或皮损发展阶段有精神创伤、过度紧张、情绪低落或沮丧。紧张可致儿茶酚胺类水平增高，如肾上腺素可直接影响脱色；应激也可使ACTH分泌增加，导致皮质激素分泌增加，而动员糖和游离脂肪酸，刺激胰岛素分泌。胰岛素间接刺激大脑的L-色氨酸增加，使大脑5-羟色胺合成增加，而5-羟色胺的代谢产物为褪黑素，褪黑素受体活动过度在白癜风的发病中起重要作用。褪黑素受体活动过度可增加茶碱酶的活性，这些酶早期抑制黑素活化，但后期又使其活化，导致黑素代谢的毒性中间产物在黑素细胞内蓄积，使黑素细胞死亡，最终引起白癜风。有学者观察到白斑处神经末梢有退行性变，而且变化程度似与病程有关，这种现象也支持神经化学学说。

15. 白癜风是血液病吗？患有白癜风能不能献血？

白癜风是一种很常见的皮肤病，但是还是会有很多人对白癜风存在着一些疑问或者是误区。比如有些人认为白癜风是血液病，所以得了白癜风是不能献血的。很多白癜风患者关心则乱，往往会人为地夸大自己的病情。有的白癜风患者因为自己患有白癜风而不敢去献血，怕被歧视拒绝。人们也普遍存在误区，认为白癜风是一种传染性疾病。其实不用有这方面的担心，可以肯定白癜风不是血液病，所以也就没有了随着血液传染的担心。之所以有焦虑，是因为有些人将白癜风与血液病混淆了，认为白癜风病人的血液也有导致白癜风发病的病毒，影响其他人的健康。

16. 白癜风和血型有关系吗？

人类的血型分为 O 型、A 型、B 型和 AB 型 4 种主要类型。人类血型与白癜风是否有关系，人们曾对白癜风患者进行了血型测定研究，发现在上述 4 种主要血型都有白癜风患者，但有人认为白癜风患者以 B 型最多，也有认为多见于 A 型，结果很不一致。白癜风患者各种血型都有，经统计学处理血型之间没有明显的区别，是没有相关性的。

17. 白癜风病常见的诱发因素有哪些？

①精神性诱发因素致使病情发展迅速；②日晒：白癜风病常发生于旅游、日光浴、晒伤后，且常出现在暴露部位及肤色较深的部位，说明黑素细胞功能活跃的部位或黑素细胞加速合成黑素时，容易使黑

素细胞自身破坏；③冻伤、烧伤、外伤、手术；④机械性刺激：摩擦、压迫、搔抓是白癜风常见的诱发因素；⑤化学性诱发因素：最多见的是接触酚类化合物所致，如焦儿茶酚、对苯二酚、对叔丁酚、苯酚、丁基酚、丁基酸等化学物质可诱发白癜风；⑥炎症性诱发因素：局部炎症和全身性炎症，局部炎症又包括感染性和非感染性两类。

18. 白癜风与精神因素有关系吗？

精神性诱发因素是白癜风发病或病情加重的一个不可忽视的诱因。据估计，约有2/3的病例在起病或皮损发展阶段有精神创伤、过度劳累、思虑过度、焦虑悲哀，甚至寝食不安、彻夜不眠、寐则梦扰等精神过度紧张情况。引发精神紧张的因素有车祸、坠空等突发事件，经济纠纷、家庭纠纷、失恋、失业、亲人亡故、升学应考等。情绪反应表现为惊恐、恼怒、焦躁、忧愁、沮丧、悲哀、失眠梦多、思虑过度等，此所谓"因郁致病"。亦有病人患白癜风后，担惊受怕、忧心如焚，甚至悲观自卑，失去生活信心，致使病情发展迅速，治疗难以奏效，形成恶性循环，所谓"因病致郁"。

19. 白癜风的发病与年龄有关系吗？

青少年发病常与精神因素及免疫失调有关。青春期、月经初期、怀孕或产前后、老年、更年期发病或病情波动，与神经内分泌有关，中青年患者常合并有甲状腺、肝、胃、胰等消化器官疾病，给治疗增加了一定的难度。老年患者组织细胞生理性衰退，皮肤中多巴阳性黑素细胞数目减少，治疗效果较差。尤以更年期妇女，病情往往难以控制，治疗效果更差。

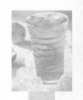

20. 微循环障碍对白癜风有影响吗？

引起白癜风的因素有很多，如：遗传因素、自身免疫因素、神经介质因素、分泌代谢因素、铜锌微量元素、环境污染因素等。至于微循环障碍，还没有达成共识，但中医学认为，只有抓住了微循环与白癜风的这种必然联系，从改善和调整微循环入手，结合中医辨证施治和现代医学辩证论，控制微循环，才能保护人体正常的循环功能，才能更好地治疗白癜风。

21. 白癜风的发病与人体的免疫机制

有关系吗？

临床上白癜风患者有时合并其他免疫性疾病如甲状腺疾病等自身免疫异常性疾病。在并发和不并发白癜风的恶性黑素瘤患者血清中的抗黑素瘤细胞胞质抗体和胞膜抗体，对黑素瘤细胞和黑素细胞具有免疫杀伤作用，同时部分白癜风患者血清中发现有酪氨酸酶抗体等，证实了细胞免疫异常反应参与了白癜风的发病。自身免疫性疾病中有些可检出器官特异性自身抗体，而在白癜风患者的血清中亦有人找到甲状腺、胃及肾上腺组织的器官特异性抗体，发现白癜风患者血清中有一种"抗黑素"的抗体，证实白癜风患者有免疫功能异常。临床上我们应用皮质激素、细胞毒药物、PUVA 治疗白癜风，能够取得一定效果，可能就是通过抑制机体局部或全身异常免疫反应而起到治疗作用的，可见免疫机制不但参加了白癜风的发病，而且是白癜风发病的重要机制。

22. 白癜风的发生与环境污染有关系吗？与经常上网辐射有没有关系？

随着工业的不断发达，人类的生存环境也不如从前，雾霾天气经常出现，而目前白癜风的发病率也越来越高，工业排污对环境造成的污染是近年来发病率增高的原因之一。工业生产排放的未经处理的废气、废水，以及迅速增长的机动车辆排放的尾气均含有许多对人体有害的物质，如二氧化硫、强酸、强碱、铅、砷、汞、苯、酚等化学或重金属毒物会直接对人体造成伤害。

近年来，发现大量排放的氟类制冷剂破坏了大气层中的臭氧层，导致过量的紫外线照射到地表面，即会对人体造成伤害。以上诸因素都是皮肤病发病率增高的原因。

对农作物过量使用化学药品，如杀虫剂、杀菌剂及催熟剂等，对肉食家禽过量喂食生长激素，宰杀后大量生长激素在家禽体内残留，对人体健康均会造成不良影响。

目前没有证据显示白癜风与上网辐射有太大关系。

23. 黑素细胞在白癜风的发病过程中起着什么样的作用？

在黑素细胞自毁过程中可能有免疫反应参与，即破坏了的黑素细胞又成为抗原，通过免疫机制形成抗黑素细胞抗体，使黑素细胞受到免疫反应的损伤，出现恶性循环，黑素细胞受损愈来愈多，愈来愈严重。

24. 黑素细胞库在白癜风的发病过程中起着什么样的作用?

由于白癜风的晚期皮损中无黑素细胞,所以其色素恢复只能由皮损以外迁移而来的黑素细胞产生。研究发现白癜风患者经光化学疗法治疗后皮损区出现色素恢复,且先出现在毛囊口处,色素恢复斑中心的毛囊下部及边缘的表皮中存在肥大的黑素细胞,这些区域的黑素细胞的有丝分裂消失。但活性高,黑素体大于周围正常皮肤内的黑素体,据此提出,毛囊中可能存在着黑素细胞库。

研究发现,只在正常皮肤的表皮中存在有活性的黑素细胞,一些无活性的黑素细胞位于正常毛囊的外根鞘。白癜风患者皮损表皮内有活性的黑素细胞完全丢失,而外根鞘内无活性的黑素细胞未受损,治疗刺激了此处无活性的黑素细胞分裂、增殖,并沿外根鞘表面迁移至附近的表皮,继续放射状迁移,形成临床上所见的色素恢复斑,在向表皮移动的过程中,黑素细胞从失活状态慢慢成熟至有活性状态,为白癜风的色素恢复提供了黑素细胞的来源。

25. 白癜风的发病与人体的内分泌、免疫功能有关系吗?

某些致病因子(化学及重金属毒物)导致机体免疫功能紊乱、内分泌功能失衡,产生抗黑素细胞抗体,造成黑素细胞损伤、脱失而发病。被损伤的黑素细胞可再释放抗原,刺激机体产生更多的抗黑素细胞抗体,使更多的黑素细胞被破坏,因而形成恶性循环,导致病情进一步发展。人体免疫应答反应是较复杂的生理病理过程。此外长期的心理压力、精神创伤也可导致机体神经体液调节失衡,内分泌紊乱而发病。临床上白癜风患者有时合并其他免疫性疾病如甲状腺疾病(甲状腺功能亢进或减退）、结缔组织病、恶性黑素瘤、恶性贫血、免疫性多腺体综合征等自身免疫异常性疾病。

26. 白癜风皮损处有黑素细胞吗？

组织学病理检查显示，白癜风皮损处表皮明显缺少黑素细胞和黑素颗粒，基底层往往完全缺乏多巴染色阳性的黑素细胞。用 Masson-Fontana 还原银染色法特染，提取脱色斑进行检测，证实色素脱失斑中黑素细胞脱失而非失活。应用免疫组化法进行检测，证实色素脱失斑中缺乏黑素细胞分化早期的分子 C-kit 受体，说明脱失斑中缺乏无功能的幼稚黑素细胞。

27. 古代中医学对白癜风病因有何认识？

传统中医对白癜风早有认识，称之为白驳、白癜、白驳风等，古代医家对白癜风发病机制的认识或风邪相搏、气血失和立论，认为白癜风发病责于六淫外袭、七情内伤、五志不遂，致使气机逆乱、气血失和、卫外失固、风邪袭于肌表而成；或跌扑损伤，与怒伤肝；或久病失治，致使气滞血瘀、脉络瘀滞、肌肤失养而发；或久病失养，精血耗伤、损及肝肾，使经血不能化生，以致皮毛使其濡养而发病。现代医家对白癜风发病机制的认识主要集中于肝肾不足、气血不和，病久入络，病程较长者兼有血瘀证。

28. 白癜风是否遗传？是否存在白癜风的易感基因？

相关统计数据表明，白癜风病遗传率会保持在 3%~4% 之间，概率相对而言还是比较高的。关于白癜风病的遗传，除了遗传因子的影响外，白癜风是综合因素导致，通常来说，只有在遗传因素和其他因素同时具备的情况下，白癜风才会发生。是否存在白癜风的易感基因，值得商榷。

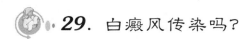

29. 白癜风传染吗？

白癜风不传染！如果它真的传染的话，这个世界上，包括那些治疗白癜风的医生和患者的家庭成员都可能生病。

30. 白癜风和季节、地域有没有关系？白癜风发病有地区差别吗？

白癜风的发病和季节有一定的关系，虽然白癜风一年四季均可发病，但临床上春夏两季较多，不少人外出旅游归来发生白癜风，这提醒人们，春夏季节是白癜风的高发季节，对皮肤的保护尤为重要，要避免皮肤的各种损伤，防止暴晒，减少发病机会。

对白癜风的调查研究表明，黑肤色人种的白癜风发生率明显高于白肤色人种，而黄肤色人种的白癜风发生率则介于黑种人与白种人之间。虽然不同肤色人种有其特定的居住地区，但不能因为白癜风发病率有肤种差异，就认为这是由居住地地理环境所造成的。而且从黑素细胞合成黑素的代谢过程看，不同人种的白癜风发病率并无本质上的区别。

31. 为什么深色肤种的人群易患白癜风？

因为此类人群黑素合成代谢可能比较旺盛，如果一旦给予了紫外线等的激活因素，黑素合成代谢会极为旺盛，因此会加快黑素细胞的消耗；由于旺盛的黑素代谢，其中间产物的过分堆积反过来又能杀伤黑素细胞，从而阻碍了黑素细胞的合成代谢而发生脱色性病变。

32. 性激素对黑素代谢有何影响？

性激素包括男性激素和女性激素。男性激素的代表是睾丸素，如丙酸睾丸酮；女性激素如黄体酮和雌激素。性激素有加深皮肤色泽的作用，例如孕妇常伴有面部黄褐斑及乳头、乳晕等处色加深，这是由于妊娠妇女女性激素增多之故。因此，卵巢功能减退的妇女采用雌激素治疗后可见类似现象，同时原有色素痣色泽也能加深。肝病患者的皮肤色素沉着，面部有黄褐斑也是同一原因，患肝病时肝脏灭活雌激素的功能减退，以致血中雌激素水平升高。此外，卵巢尚可分泌一种黑素细胞刺激素样物质。常用丙酸睾丸酮治疗的患者其皮肤颜色也会较治疗前深。

33. 肾上腺素和去甲肾上腺素对黑素代谢有何影响？

肾上腺素的生成过程：酪氨酸在酪氨酸酶的作用下生成多巴，多巴再经羧化生成多巴胺，多巴胺再经烃化生成去甲肾上腺素，去甲肾上腺素再甲基化生成肾上腺素。而黑素也是由酪氨酸生成多巴后在黑素细胞中生成的，所以它们所用的原料相同，但因为合成黑素的黑素细胞是皮肤上的一种特别的细胞，肾上腺素是由肾上腺髓质分泌，肾上腺素通过激素途径对黑素的作用不太明显。

34. 甲状腺素对黑素代谢有何影响？

甲状腺素由甲状腺分泌。它通过反馈作用抑制垂体分泌黑素细胞刺激素，也能促进细胞内生物氧化过程，提高神经系统（包括交感神经）兴奋性，其作用与肾上腺素、去甲肾上腺素密切相关。此外，伴发白癜风的甲状腺功能亢进患者并不少见。

 35. 褪黑激素对黑素代谢有何影响？

褪黑激素主要是由松果体分泌。松果体受颈交感神经节支配，刺激颈交感神经节使松果体合成和分泌褪黑激素。松果体的分泌与光照有密切关系，延长光照能抑制褪黑激素的分泌。实验表明褪黑激素对蛙黑素细胞的作用类似肾上腺素、去甲肾上腺素、乙酰胆碱等。然而褪黑激素对人和豚鼠却无明显褪色作用。

36. 引发白癜风的生活作息因素有哪些？

白癜风的发病，与作息不规律有关。有相当一部分患者，由于职业关系，从事夜间操作或倒班作业；一些从事办公文秘工作者，常在夜间加班加点；此外夜生活丰富的患者，都对白癜风的发病和病情波动及治疗效果产生明显的影响。可能由于作息不规律，出现生物钟紊乱，导致神经内分泌失调所致。

37. 什么是白癜风遗传易感性？

这种理论认为易感或者倾向于易患白癜风的人是因为遗传，基因构造的缺陷使人们更易患白癜风。有资料统计，一个家庭有不止 1 例病例的大概有 20%，而其余的 80% 则报告没有家庭成员同患白癜风。大多数专家认为，并不是每个易患白癜风的人最终都会生病。近代基因研究用计算机展示了数以千计的白癜风患者的 DNA 结构，得到了白癜风患者身体中酶组成的一些重要信息，这些将会帮助研究者更好地探求白癜风的真正病因。而且随着研究的深入，我们可以提取人体

DNA 中会导致白癜风的那段基因，甚至在他们的孩子的基因里直接将其拿掉。

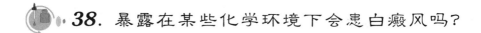

38. 暴露在某些化学环境下会患白癜风吗？

已经确定的是一些化学产品特别是摄影用的化学试剂像酚类物质会引起易受感染者白斑的产生，苯酚类物质还用在一些染料等相关产品上。当然也有其他的一些化学试剂或物质也会导致白癜风。

39. 白癜风有明确病因吗？

很可惜目前没有找到明确病因。

40. 哪些职业的人群易患白癜风？

职业与白癜风的发病没有太大关系。某些化学物质对黑素细胞有破坏作用，导致皮肤脱色。临床上可以见到双氧水、液氮导致皮肤永久性白斑，所以化工厂、皮革制造业、橡胶厂、医院等接触化学试剂的人员还是要做好防护工作。

41. 得了白癜风后会引发恶性肿瘤吗？

首先需要强调的是，单纯的白癜风不影响健康，它是一种皮肤科常见病，只是会影响到美观，不会引发肿瘤。

其次白癜风是一种原发性脱色素性病变，而肿瘤则是细胞分裂过度旺盛，组织异常增生的病变，单从病理来讲两者是完全不同的疾病。但是某些免疫系统的肿瘤确实会表现出白癜风的症状，比如恶性黑素瘤、多发性骨髓瘤、淋巴肉瘤、胸腺瘤、蕈样肉芽肿及脑部肿瘤等肿瘤患者可出现白癜风症状。

其中最引人注意的是恶性黑素瘤，临床发现有 10% ~ 20% 的恶性黑素瘤患者会被合并白癜风，而且一旦出现合并白癜风的症状说明恶性黑素瘤已经发生了转移。但这其中也有一个有意思的现象，那就是，尽管已经有了转移，伴有白癜风现象的人，大多能生存 4 ~ 5 年的时间，甚至有些人生存 20 年之久，然而没伴白癜风现象的人，平均存活的年限竟不到 1 年。

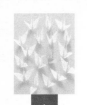

临 床 表 现

42. 临床上白癜风是如何分型、分期的?

（1）寻常型和节段型

1）寻常型：分为局限型、散发型、泛发型与肢端型。

①局限型：局限于某一部位的单发或群集的大小不等的白斑（图42-1）。②散发型：散在多发性白斑，可发生在周身任何部位，总面积不超过体表面积的50%（图42-2）。③泛发型：白斑超过体表总面积的50%以上，多由久病发展而来。④肢端型：白斑初发时主要分布在手（足）指（趾）端及头面部等（图42-3）。

2）节段型：白斑沿着某一皮神经节段的皮肤区域走向，一般为单侧分布（图42-4）。

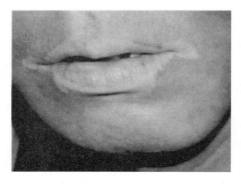

图42-1 局限型白癜风

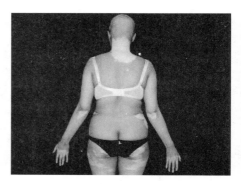

图42-2 散发型白癜风

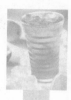

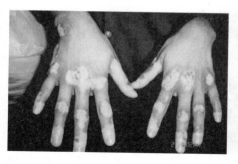

图 42-3　肢端型白癜风

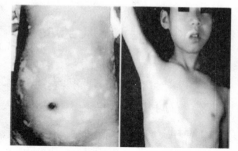

图 42-4　节段型白癜风

（2）进展期和稳定期

1）进展期：白斑逐渐增多，原有白斑逐渐向正常皮肤移行扩大，境界模糊不清。

2）稳定期：白斑停止发展，境界清楚，白斑边缘有黑素加深现象。

43. 如何区分白癜风的进展期和稳定期？

白斑在半年内无扩大，亦无新发现白斑为稳定期，反之，半年内白斑有扩大，或有新发白斑，为进展期。当然，以半年作为一个时间的标准，是相对的。

一个初发的白斑，往往是圆形，稳定期后白斑境界转清楚。但由于某种环境的激发，病情再次活动转为进展期，此时白斑并不是等比例的放射性扩大，而是白斑的某侧境界模糊与正常皮肤的界线消失，向正常皮肤扩大移行，而使白斑呈不规则状，如此白斑稳定与进展反复交替，则使白斑呈地图状外观。因此，在判断白斑是否在稳定期时，一定要仔细观察白斑的全部边缘是否清楚，即使白斑边缘某一侧或仅是一个点上局灶性模糊，亦提示病情处于进展期或稳定期转入进展期。

44. 白癜风的皮损颜色全是白色的吗？

白癜风一般色素脱失表现为皮肤和黏膜的灰白色、瓷白色或乳白色斑，有时皮损除白色外，还可表现为其他颜色，如三色白癜风、四色白癜风、五色白癜风、蓝色白癜风。白癜风皮损主要表现为白斑多呈指甲至钱币大，近圆形、椭圆形，以后虽然扩大或相互融合成不规则的大片形，但无论其形态如何变化，白斑边缘总是可见，白斑中夹有岛屿色素点。

45. 白癜风同形反应指什么？

大多数由同形反应诱发的皮肤白斑局限在皮肤炎症部位或外伤皮损部位，随着病情的进展逐渐向四周扩大，也可在远离白斑的正常皮肤上逐渐发生白斑损害。从外伤到局部皮肤产生白斑的时间不等，多数在 3~4 周。同形反应几乎全部发生在白癜风的病情进展期，同形反应往往提示白癜风病情处于活动状态。

46. 白癜风有哪些常见的临床症状？

白癜风的症状是皮肤出现白斑，白斑多呈纯白色圆形或不规则的脱失斑，表面光滑，边界清楚，边缘色素增多，多无脱屑和痒感。变白的皮肤对日光较正常皮肤敏感，稍晒太阳即发红。局部皮肤呈乳白色斑，患处的毛发可正常，也可变白（图46-1）。

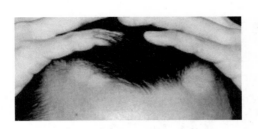

图 46-1　白癜风常见临床表现——皮肤白斑

47. 白癜风可以与其他皮肤病并存吗？

是的，白癜风伴发的常见的皮肤病有银屑病、斑秃、皮肤划痕症、硬化萎缩性苔藓、指甲营养不良、持久性色素异常红斑、Bazex综合征等。

48. 白癜风患者的毛发有何特殊表现？

后期主要表现为皮损白斑内毛发脱色，最常见为头发，其次为眉毛、阴毛和腋毛。头发受累主要表现为散在或簇集性白发，很少有全部头发变白的病例，大部分白发下的头皮均脱色，白发下头皮不脱色者，临床上较为少见。这是因为毛发由角化上皮细胞构成（图 48-1）。

49. 白癜风患者可以有听力损害吗？

白癜风对听力有没有影响目前还没有统一的说法，但是临床统计证实这种可能性很小，患者完全没必要过分担心。当然患者要采取积极措施尽量别让病情进一步蔓延，因为病情蔓延到底还是有一定风险的。

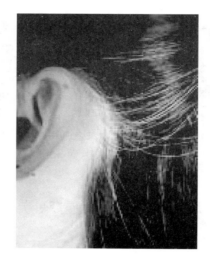

图 48-1　白癜风患者皮损白斑内的毛发表现

50. 白癜风患者可以有眼睛损害吗?

（1）据统计，将近半数的白癜风患者出现脉络膜、视网膜炎或眼葡萄膜萎缩。白癜风患者的眼病变以眼周色素脱失最常见，也可见瞳孔皱色素缘的虹膜透照缺损。白癜风的眼病一般不影响视力，这是由于白癜风眼部破坏性损害大多数局限在周围而不靠近角膜。

（2）脉络膜是色素细胞和毛细血管的外层，在受损伤或是因病变破坏的时候，可导致胶质细胞反应性增生而呈黄色病变。这说明白癜风患者亦伴有眼内的色素异常。色素增多或减少，或两者兼有。

（3）眼色素细胞主要存在于视网膜色素上皮和巩膜之间的脉络膜等地方。色素上皮受到损伤、破坏时，视网膜可呈虎斑状。在白癜风患者的视网膜异常中，多为局灶性色素增多，约占 1/4，而正常人只是偶尔有这样的情况。

临
床
表
现

51. 白癜风与一些自身免疫性疾病有关吗？

免疫异常是白癜风发病的重要原因之一，因此白癜风常伴发多种自身免疫性疾病，而一些自身免疫性疾病的病情变化可直接影响到白癜风的病情，如甲状腺疾病、糖尿病、Addison 病、自身免疫性多腺体综合征、恶性贫血、类风湿关节炎等疾病。甲状腺疾病包括甲状腺功能亢进、慢性淋巴性甲状腺炎、原发性特发性甲状腺功能减退等。

52. 白癜风的组织病理学有哪些变化？

白癜风皮损处主要的组织病理学改变是：基底细胞层黑素体和黑素细胞减少或缺乏。但由于疾病所处的不同时期及不同部位，皮损的组织病理学是有一定差异的。白癜风在较早的炎症期可以观察到所谓白癜风隆起性边缘处的表皮水肿及海绵形成，真皮内可见淋巴细胞和组织细胞浸润。已形成的白癜风损害的主要变化是黑素细胞内黑素体减少乃至消失。

53. 白癜风患者血液检查有无异常变化？

由于白癜风患者的发病与免疫力异常有关，因为在白癜风患者的血清中自身抗体的阳性率较正常人高，其主要是抗甲状腺抗体、抗胃壁细胞抗体和抗核抗体。外周血 T 细胞群检查显示，辅助性 T 细胞明显减少。白癜风患者常伴有血流动力学指标异常特别是全血还原黏度、血浆比黏度、全血比黏度和血细胞比容。血液黏滞度的增高不利于血液流动，故白癜风患者易发生微循环障碍。部分白癜风患者外周血的血红蛋白含量、白细胞总数、血小板数量有不同程度的降低，而且血小板凝集功能也有异常，这些有可能改变血管内环境而引起血液黏滞度增高，导致微循环障碍。

54. 白癜风好发于哪些部位？

患者皮肤的暴露部位是较敏感的部位，如面部、颈部、腰部、胳膊、小腿、嘴唇等，因为这些部位通常是会直接受到阳光照射的部位，所以，白癜风患者要注意防止暴晒，尤其是夏天。此外，患者腋下、腹股沟、肛门口等也是容易出现白癜风的部位，因为反复的摩擦、衣物的压迫会使这些部位的微循环受到阻滞，使得营养成分不能有效输送，使黑素不能进行正常的合成，从而诱发白癜风的发病，所以大家在平时应该注意选择比较宽松的衣物（图54-1）。

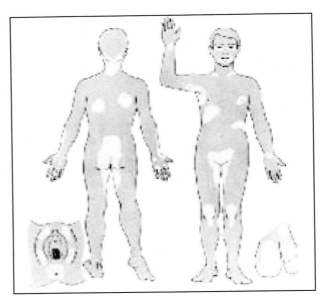

图 54-1　白癜风好发部位

55. 什么是二羟苯丙氨酸（DOPA）反应阳性？

根据节段型白癜风病损处色素脱失情况又可将该病分为完全型与不完全型两种。前者对二羟苯丙氨酸（DOPA）反应阴性，黑素细胞消失，治疗反应差。后者对 DOPA 反应阳性，黑素细胞数目减少，治愈概率大。

56. 儿童白癜风与成年人白癜风比较有什么特点？

在儿童白癜风中女孩患者的比率较男孩高。晕痣（离心性后天性白斑）的伴发率为 2.5%~8.5%，高于普通人群的 0.07%。节段型白斑的比率较成年白癜风患者高，外伤容易引发白斑及同形反应，儿童多好动，故平时应注意防护措施。儿童白癜风患者伴发白发的比率高，韩国曾报道一组 80 例儿童白癜风患者，其中白发发生率高达 25%，故有人认为少年白发和 30 岁前发生的白发是白癜风的一种类型。

此外，在儿童白癜风中伴发胃肠道功能紊乱者较多，在饮食生活中应注意这方面的调养。鉴于儿童处在生长发育阶段，亦即年龄及发育上的特殊性，在治疗上存在的问题比成年白癜风患者多得多，故有些常规治疗不宜在儿童中使用，如糖皮质激素系统用药易产生系统或局部不良反应，故以单独外用糖皮质激素制剂为多，尽管全身光化学疗法可用于 12 岁及以上儿童，局部光化学疗法可用于 5 岁及以上儿童，但其可行性及安全性还需要进一步研究（图 56-1）。

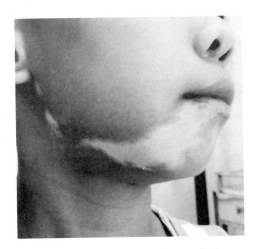

图 56-1　节段性白癜风多见于儿童

57. 什么是完全型白斑和不完全型白斑？

首先，完全性白斑，即白斑为纯白色或瓷白色，白斑中间没有其他颜色，白斑区域黑素完全消失，对二羟苯丙氨酸（多巴）反应阴性。不完全性白斑，即白斑色素脱色不完全，白斑中可以看见色素岛，白斑区域内黑素减少，对二羟苯丙氨酸（多巴）反应阳性。

58. 什么是蓝色白癜风？

蓝色白癜风是指白癜风患者正处在病情发展期，同时又夹杂其他疾病，如感染 HIV 而在接受某些药物治疗的过程中，通常在治疗后3~6周开始，大部分白斑会变蓝，所以称为蓝色白癜风。

变蓝的原因尚不清楚，可能是色素沉着及光线的作用所致，也就是可见光的长波因穿透力强，在投入真皮深部时被色素吸收掉，而其短波部分（蓝光、紫光）的穿透力弱，当其到达皮肤时被皮肤折射并被折回至皮肤的表面所导致。光线的这一作用称为丁独尔效应。

59. 什么是三色白癜风？

三色白癜风见于未经治疗的白癜风患者，在其安全脱色的皮损与周围正常肤色之间有一个清晰的褐色中间带，颜色均一。而且在同一患者的不同白斑之间，该颜色也是均一的。这样损害呈现 3 种颜色，从内往外看分别白色（皮损脱色完全）、褐色和棕色（较褐色深，为正常外观皮肤）。

三色白癜风的临床意义尚不清楚，可能提示白癜风处在进展期，是一种同形反应的表现。

60. 什么是五色白癜风？

白癜风病情处于发展阶段的泛发性、散发性白癜风患者，有时会在患者的皮肤上同时观察到 5 种深浅不同的颜色的皮肤损害，由内向外依次白色、淡褐色、棕黄色、深褐色和周围皮肤的正常肤色。五色白癜风患者，提示其病情处于进展期，容易出现同形反应。此时应注意防护措施，避免外伤、摩擦等刺激，同时应积极用药治疗，以期早日控制病情。五色白癜风在皮肤任何部位均可发生，常为多发性、对称性分布。但是五色白癜风的大部分皮损的色调为白色或棕黄色。

61. 什么是豹斑样白癜风？

豹斑状白癜风指在典型的鱼鳞病皮损中兼有广泛豹点状色素脱失，状如豹斑状。在脱色斑内毛发变白。有家族史。1986 年 Bhargara

首次报道此病，患者为男性印度籍黑人。该患者先有寻常性鱼鳞病，20岁时在鱼鳞病损害内出现广泛豹点状色素脱失，极似豹皮。

 62. 女性阴部出现的白斑会恶变吗？

女性阴部出现白色病变使不少妇女感到忧虑与担心，因为不少人认为女性阴部位的白色病变是癌前期病变，其实这种看法过于片面。引起女性阴部色素脱失斑的原因是多方面的，其中不少是白癜风的色素脱失斑片，初发于女性阴部，也可以是其他部位先有脱色斑，以后女性阴部也出现白斑，或是女性阴部与其他部位的色素脱失斑同时出现。这种白斑边界清楚，皮肤的弹性和光泽与正常外阴相同，仅色素脱失明显，不会造成危害。

常见的女性阴部白色病变见于如下几种疾病：

（1）硬化性萎缩性苔藓，简称硬萎。这是一种慢性萎缩性疾病，本病初起时见到略高于皮肤表面的针头大小、白色带蜡样光泽、稍硬的丘疹，以后丘疹扩大并相互融合，随之皮肤及皮下脂肪组织均可逐渐萎缩，大阴唇变干，阴蒂萎缩，皮肤变白，变薄，严重时像羊皮纸或卷烟纸一样薄。主观感觉有剧痒。有时需要通过组织病理检查才能与其他疾病相鉴别。

（2）女性阴部白斑病是黏膜白斑发生于女性阴部的专称，并认为是癌前期的一种病变。女性阴部白斑病较常见于绝经后的妇女。此种白斑脱色不完全，表现为灰白色的增厚、表面粗糙、有浸润感。皮肤多呈条纹状、网状或片状，也有不规则形，常发生于阴唇内侧，也可发生于阴蒂或阴道黏膜。常因搔抓，使患处呈湿疹样病变、苔藓化、皲裂、溃烂与继发感染。一般估计，长期不愈的患者其癌变率为5%~10%。

（3）女阴皮炎包括女性阴部的湿疹及神经性皮炎等。除主要发生于大阴唇、阴唇沟外，常可波及肛门周围。由于病程长，反复发作，加上瘙痒、摩擦及皂洗、热水烫，可使皮肤纹理增粗，颜色可呈灰色或白色而与女性阴部白斑相似。不过女性阴部皮炎多有急性发作时皮肤红斑、丘疹、渗液、糜烂的病史，借此可与上述两种疾病鉴别。

63. 白癜风如何发展？

这种色素脱失的过程每个人是不同的。很多情况下，白斑出现在一个很小的区域。随着时间的推移，其他的区域也会显现，白斑存在的区域也会变大。有些人注意到，他们的白斑会维持不变几年甚至几十年，但是突然新的白斑会长出来。偶尔白斑的区域也会在没有任何治疗的情况下恢复正常的颜色。

64. 白斑会随着时间发展吗？会变大吗？

在很多但不是所有的情况下，白癜风进展是很慢的。但仍然没有确定的方法可以证明白癜风是否在发展。它是一个很慢的进展过程，大多数的患者说他们很多年都没有新的白斑生成，但会在最近有新的白斑产生。一些人也报告说他们在没有任何治疗的前提下出现白斑自然恢复正常的情况。最新的技术可以控制白斑的发展。

65. 白癜风还有其他的症状吗？白癜风会导致其他的疾病吗？

除了皮肤上的白斑，白癜风没有任何其他的生理表现。当然，患有白癜风的皮肤更容易被晒伤，因此应尽量避免晒太阳。尽管有些人认为白癜风会影响眼睛的颜色和视力，但是研究表明，白癜风对眼睛和视网膜的影响是极其罕见的。

 66. 我会因为白癜风而增加患皮肤癌的概率吗?

对于这一点,医学界的说法不一。很多专家认为白癜风患者患皮肤癌的概率并不比一般人高。有些学者认为白癜风患者得黑素瘤的风险很低,但是他们患某些种类癌症的风险要稍微高一点。医学界仍旧在争论这个问题,其答案对癌症和白癜风的研究都是很重要的。

另外,PUVA 和 UVB 会增加白癜风处皮肤癌的概率。用紫外线灯治疗的人患皮肤癌的概率会增高,但这并不是白癜风的原因。而 UVB 是一种窄波紫外线,它的致癌性并不强。

 67. 白癜风会导致眼睛丧失颜色吗? 会导致失明吗?

白癜风患者眼睛色素被影响的概率非常小。没有统计数据显示白癜风会影响视力。但是,紫外线灯的治疗方法会损害视力,所以对眼睛适当的防护(护目镜)是必要的。当用紫外线灯治疗眼睛周围的时候,应该尽量减少照射时间。

68. 白癜风会直接引发其他疾病吗?

白癜风只是影响美观不会影响身体健康,所以白癜风患者不要有心理压力,只要树立信心,白癜风可以治疗甚至治愈,也不会引起任何其他疾病,可以独立发病,也可以是其他疾病的伴随症状。

69. 其他病症会引发白癜风或引发更高的发病率吗？

临床上白癜风患者有时合并其他免疫性疾病如甲状腺疾病（甲状腺功能亢进或减退）、结缔组织病、恶性黑素瘤、恶性贫血、免疫性多腺体综合征等自身免疫异常性疾病，但并没有足够证据显示是由这些疾病引发。即使与其他疾病并发，发病率也不是很高。

70. 白癜风会影响人体其他因素并导致其他病症更高的发病率吗？

白癜风患者紫外线防御能力弱，皮肤癌的发病率比正常人要高很多，但还有待考证。包括眼部白癜风只是其他疾病的伴随症状，并不会引起视力问题。引发其他疾病的发病率很低。

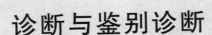

诊断与鉴别诊断

71. 怎样判定自己患了白癜风？

白癜风主要有以下症状：①多无痒感，即使有也是很轻微；②脱色斑数目少，一般仅1~2片，而且大多出现在暴露部位的皮肤上；③除色素脱失外，脱色斑处的皮肤与周围皮肤一样，没有痒症，脱屑或萎缩等变化；④在无其他皮肤病时应首先考虑早期白癜风。

72. 哪些检查方法有助于白癜风的诊断？

（1）摩擦或拍打实验。用手摩擦或拍打白斑及其周围正常皮肤，当周围皮肤变红时，观察白斑处是否有变化，如果周围皮肤发红而白斑处更白，则提示为贫血痣，白癜风白斑在皮肤摩擦或拍打后和周围皮肤一样会发红。

（2）皮肤感觉检查。包括温、痛、触觉等的检查。白癜风的感觉正常，而麻风白斑区常有浅感觉损害，包括上述感觉减退甚至消失。

（3）滤过紫外线检查（Wood灯检查）。肉眼有时难以发现正常皮肤特别是白皙皮肤上的浅色斑，而Wood灯下白癜风的皮损为纯白色，与周围正常皮肤对比鲜明，界限清楚。尤其当白斑中开始出现毛囊复色时，复色初期在自然光线下表现并不明显，但可以借助Wood灯来观察而得以确认。而脱色素性痣、白色糠疹、结节性硬化、炎症后色素减退斑、麻风白斑等在Wood灯下为黄白色或灰白色而无荧光，

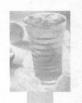

花斑癣为棕或黄白色；贫血痣的淡白色皮损则不能显现。

（4）白癜风的同形反应。在患者肩部三角肌区正常色素皮肤处，先用75%乙醇棉球消毒，再消毒种痘针划痕呈井字形，大小为1厘米，1个月以后检查划痕处，色素脱失为阳性（＋），无色素变化为阴性（－）。根据vkt结果将其分为：皮损扩展型，vkt（＋），对光化疗反应较差，而应用皮质激素治疗较佳。

（5）组织病理学检查：白癜风的组织改变与和色素细胞破坏符合，在较早的炎症期可观察到所谓白癜风隆起性边缘处的表皮水肿及海面形成，真皮内见淋巴细胞和组织细胞浸润，已形成的白癜风损害主要变化是黑素减少乃至消失，经紫外线照射的皮肤可见反应性角质增生，初期真皮浅层还见有色素细胞，病变边缘色素沉着的表皮黑素细胞内黑素体增多，电镜观察皮损部神经有变性改变。

（6）皮肤CT检查。

（7）皮肤镜。

73. 三维皮肤CT对白癜风的诊断有何意义？

三维皮肤CT的优势：①直观可视：三维成像技术，可以直接观察到白癜风皮损区域皮下组织的细节，对白斑缺损程度、黑素生长状态、黑素细胞数量能做到直观显示，对疾病的准确定性，有着重要意义；②动态检测：皮肤CT检测技术，可实现对白癜风疾病治疗过程中的动态监测，白癜风患者可随时了解白癜风治疗的效果，可直接观察到皮肤黑素细胞的生长变化；③方便快捷：在白癜风检测技术中，皮肤三维CT检测系统可即时检测、即时成像，是最方便快捷、最舒适的检测治疗系统（图73-1）。

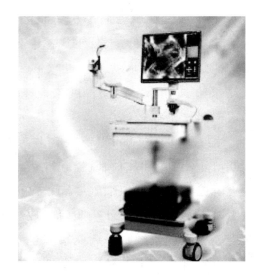

图 73-1　三维皮肤 CT

 74. 皮肤病理活检对诊断白癜风有何意义？

　　皮肤病理检查主要用环钻取一小块白斑皮肤，通过特殊染色在显微镜下观察病变处的细微结构变化。白癜风的组织改变与黑素细胞受破坏符合。在较早的炎症期可观察到所谓白癜风隆起性边缘处的表皮水肿及海绵形成，真皮内见淋巴细胞和组织细胞浸润，已形成的白癜风损害主要变化是黑素减少乃至消失；经紫外线照射的皮肤可见反应性角质增生，初期真皮表层还见有噬色素细胞；病变边缘色素沉着处的表皮黑素细胞内黑素体增多；电镜观察皮损部末梢神经有变性改变。此外，目前在临床上发现，白癜风病存在着免疫障碍，代谢障碍和微循环障碍。

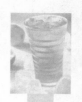

75. 皮肤镜检查对诊断白癜风有何意义？

　　皮肤镜检查的本质是一种可以放大数十倍的偏振光皮肤显微镜，其功能和眼科用的眼底镜、耳鼻喉科用的耳镜一样，是用来观察皮肤色素性疾患的利器。皮肤镜检查白癜风进展期毛周色素残留发生率高达 91.94%，显著高于稳定期毛周色素残留的发生率 62.86%，经统计分析两者之间差异具有统计学意义（$P<0.05$）；另外，在白癜风皮损中可观察到毛细血管扩张、早期色素岛形成和皮周色素加深等，这些现象与白癜风病程发展不同阶段和近期有无治疗史有关。

76. 伍德灯（Wood 灯）对诊断白癜风有何意义？

　　伍德灯（Wood 灯）（图 76-1）下白癜风的皮损为纯白色，与周围正常皮肤对比鲜明，界限清楚。而脱色素性痣、白色糠疹、结节性硬化、炎症后色素减退斑、麻风的色素减退斑等在 Wood 灯下为黄白色或灰白色；花斑癣为棕黄色或黄白色；贫血痣的淡白色皮损则不能显现。

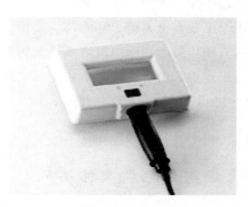

图 76-1　Wood 灯

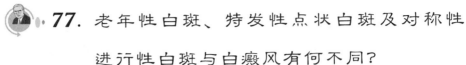

77. 老年性白斑、特发性点状白斑及对称性进行性白斑与白癜风有何不同？

对称性进行性白斑病为年轻人发病，为对称性地发生于上肢伸侧和小腿前面的点状白斑，极少数也可出现在腹部及肩胛之间。白斑界限明显，不扩大也不融合，无自觉症状，可逐渐增多而持续终生。根据本病的临床特点，可与白癜风相区别。

老年性白斑又称老年性白点病，是一种老年性退化现象，由局部皮肤黑素细胞变性、老化、酪氨酸酶活性降低所致。白斑通常发生在躯干、四肢，而颜面部一般不会发生。白斑呈乳白色，多为针头至豆大，个别也可达到指甲片大，其境界清楚，为圆形或椭圆形，数个至数百个不等，白斑处皮肤稍凹陷，但边缘无色素增多现象。本病以白斑处皮肤较周围稍凹陷为特点，结合年龄、部位等，易与白癜风区别。

特发性点状白斑又称特发性滴状色素减退症或播散性豆状白皮病，其病因不明，可能与光线、内分泌及皮肤衰老退行性变化有关。有一些学者认为，本病和老年性白斑为同一疾病，只是在不同年龄、不同个体、不同病期中临床表现有所差别。白斑一旦出现，大小很少变化，其数目由 1 个至数百个不等，除掌跖、头顶、黏膜外，其他部位均可发生。本病有随年龄增长而白斑增多、发病率增高的趋势。因此，当皮肤上迅速出现点状白斑，特别是初期即表现为脱色完全、境界清楚、散在性、斑点状不融合的白斑时，应考虑为本病而非白癜风。

78. 白化病与白癜风有何不同？

（1）发病年龄：白化病（图 78-1）自出生时就有明显的"变白"

表现；而白癜风为后天发生，可开始于任何年龄，但以 20 岁以前发病人数最多。

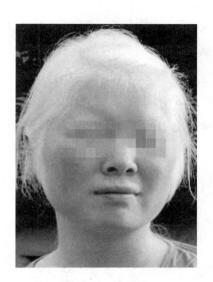

图 78-1　白化病

（2）家族史：白化病有典型的家族遗传史；白癜风的发病与遗传有一定关系，但无大量的统计资料来证实，我国学者报告白癜风与遗传有关联者仅占 3.9%~10.7%。

（3）好发部位：泛发性白化病是全身的皮肤、毛发及眼睛均变白；白癜风可发生在任何部位，但好发于暴露及皱褶部位。

（4）白斑特点：白化病的皮肤全部变白，毛发呈白色或淡黄色，眼睛缺乏色素，畏光，白天视物不清；白癜风的白斑仅限于局部，边缘清楚，周边色素稍深，白斑中有的存在散在岛屿状色素区，白斑大小、形态不一，物理刺激可诱发新的白斑或使原有白斑扩大。白斑上的毛发可以变白或者不白。

79. 斑驳病与白癜风如何区别？

　　白癜风症状多表现为：①头发、脸部、躯干和四肢等部位，出现大小不等、单个或多发的不规则纯白色斑块，白色斑块面积逐渐扩大，数目增多；②白斑境界清楚，斑内毛发也呈白色，表面光滑，无鳞屑或结痂，感觉和分泌功能都正常；③白斑对日光比较敏感，稍晒即发红。斑驳病（图 79-1）为常染色体显性遗传病，皮损出生时即有，最常见于额部，合并有白发，白斑常呈三角形或菱形，胸、腹、四肢近端亦可发疹，皮损大小不随年龄增长而变化，部分病人还可合并有其他发育异常。

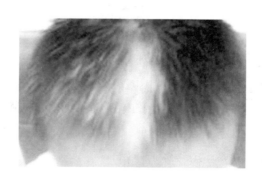

图 79-1　斑驳病

 80. 白色糠疹的白色斑与白癜风如何区别？

　　（1）症状表现不同。白癜风表现为纯白色斑片，连中间的毛发也可变白，颜色较明显，边界清楚，边界有色素加深，白斑表面光滑无鳞屑，白斑部毛发变白。白色糠疹典型皮损表现为色素减退性圆形或椭圆形斑片，大小不等，边界清楚，边缘可微高起，上覆少量细小鳞

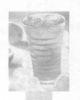

屑。一般无自觉症状，部分病人可有轻度瘙痒症状。

（2）发病部位不同。白癜风无特定好发部位。白斑可产生于任何部位，如面部、颈部、手背等裸露部位，以及易受压制与摩擦的部位，如束腰带处及四肢关节等处。白色糠疹常发于面部，亦可见于上臂、颈、肩部等部位。

（3）病理变化不同。白癜风为黑素细胞减少或消失而形成。白色糠疹棘层肥厚，轻度水肿，中度角化过度及斑片状角化不全，黑素减少。

81. 无色素性痣和贫血痣均表现为白色斑，与白癜风如何区别？

无色素痣表现：出生时即有或生后不久发病，单侧分布的脱色斑持续终生，即一种先天性的，稳定不变的色素减退性损害。稳定不变指的是皮损的形状而不是皮损的大小，因为随着患者年龄的增长，皮损面积肯定会随着表皮的生长而变大。

贫血痣：是一类血管的先天性功能异常的色素减退病，好发于出生或儿童期，终生不退，症状表现为先天性浅色斑。浅色斑周围毛细血管常扩张，形成一种反差，摩擦皮损处，浅色斑本身不发红，周围皮损却发红充血，使白斑更趋明显。此点也是贫血痣与白癜风鉴别的最主要的要点。发生原因是因为血管的局限性持续性收缩，皮损部位相对缺血而使皮肤呈现出白色。该病没有色素的变化，而且血管不像色素分布那么的均匀，所以贫血痣与无色素痣相比，虽然都表现为白色，但较为不均匀，有点斑驳相间的感觉。

白癜风：后天色素脱失的皮肤病，发生于任何年龄，慢性经过。病损为大小不等局限性脱色斑，周围色素加深，数目不定，边界清楚，该处毛发可变白，无自觉症状，全身各部位均可发生，但以面、颈、手背多见，有时病损呈节段性或带状排列。诊断：见有局限性色素脱失斑，呈白色，边界清，无自觉症状。

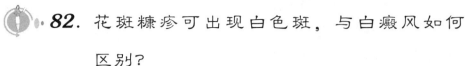

82. 花斑糠疹可出现白色斑，与白癜风如何区别？

花斑糠疹，又称花斑癣、汗斑。皮肤损害以淡白色为主，皮损大多数呈圆形或卵圆形斑，边缘模糊，表面往往有很多微细的鳞屑。患者皮肤表面有折光性，由于是细菌感染性的皮肤病，所以可直接通过镜检找到真菌。花斑糠疹主要出现在皮脂腺发达部位，如颈、前胸、背部与上肢。白癜风是一种色素障碍性皮肤病，色素脱失为点状或者连成一片的白斑，边沿可有色素沉着，表面无鳞屑，白癜风不会由于出汗过多病情加重，在显微镜下也找不到真菌。那么，白癜风有什么特点呢？①白癜风是一种色素障碍性皮肤疾病，不是血液病，更不是传染病。白癜风是由于皮肤和毛囊内黑素细胞减少或消失等原因，导致黑素天生的进行性减少或消失，从而引起的局限性或泛发性脱色素病变。②白癜风不是传染病，本身没有传染体，因此我们在日常生活中和白癜风患者的正常交往是不会也不可能传染的。③长期心理压力大、精神紧张会易发白癜风，因此我们在日常生活中要保持乐观的生活态度，适当减轻轻压力，避免精神压力过大，都可以在一定程度上减少白癜风的发作。

83. 炎症后白斑等继发性白斑与白癜风如何区别？

继发性白斑有时易与白癜风相混淆，鉴别的要点是继发性白斑都有原发病史或是与原发病同时存在，而且白斑一般发生在原发病作用部位。炎症后白斑是指发炎部位继发性色素减少，见于多种炎症性皮肤病。其发生原因可能是损害处黑素细胞消失，如烧伤或溃疡愈后的瘢痕处及红斑狼疮、扁平苔藓和硬化萎缩性苔藓处的色素减退斑；也

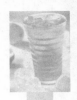

可能是角朊细胞分裂加快，黑素细胞内成熟黑素体输入角朊细胞内的数量减少，或表皮角朊细胞更换时间缩短，黑素体在角朊细胞中降解障碍，如银屑病、玫瑰糠疹、白色糠疹、脂溢性皮炎及神经性皮炎后的色素减少。有时白癜风与炎症后白斑在一些病例不易区别，可用 Wood 灯帮助检察鉴别。在 Wood 灯光线下白癜风皮损反光为纯白色，而多数炎症后白斑因含有一些黑素，可吸收一部分光线，所以检查时不像白癜风那样纯白。

84. 黏膜硬化萎缩性苔藓与长在黏膜部位的白癜风如何区别？

首先，白癜风与硬化性萎缩性苔藓在好发部位上有一定的差别。白癜风无一定好发部位，皮损形态大小不一，可以融合成较大的斑片。白斑不高出皮肤，周边有色素增加。而硬化萎缩性苔藓好发于肛门、生殖器，亦可分布于颈侧、锁骨上窝、胸背上部、腹部特别是脐周、腋窝、手腕屈侧。皮损为象牙白色丘疹、黄色或珍珠母状。有时丘疹表面有小的角质栓塞性黑点，用力剥除后，留下一幽谷状凹陷，可融合成各种大小与形状的斑块，皮损边缘呈红色，边界清楚，光滑。到晚期成羊皮纸样外观。此时与白癜风鉴别可能会有困难。

其次白癜风为黑素细胞减少或消失，硬化萎缩性苔藓为皮肤角化过度，毛囊口和汗管口有角栓。颗粒层变薄但完全存在。在角化过度明显处，颗粒层可增厚，棘层减少，表皮突明显减少或完全消失。基底层细胞不呈圆柱状而为立方形，液化变性，表皮下和真皮上 1/3 处胶原纤维水肿和均质化，不易着色。同时有毛细血管扩张，弹力纤维减少或消失。充分发育的皮损，在真皮中层血管周围可见有带状或片状淋巴细胞浸润。

85. 遗传性对称性色素异常症及无色素性色

素失禁症是否也应与白癜风鉴别？

遗传性对称性色素异常症和无色素性色素失禁症是两种常染色体显性遗传性疾病，两种均可发生皮肤脱色斑，故需与白癜风加以鉴别。

遗传性对称性色素异常症常自幼发病，青春期明显，持续终生，男性稍多于女性。患者家族中往往有相同的病人，有些是近亲结婚者的子女。其主要症状为双侧手足背有对称性多数豆大色素脱失性白斑，其间有小岛状色素增加的褐黑色斑，边缘区亦有色素增加。皮损可满布全手、足背，亦可延及前臂及小腿，呈网状。重者尚可延至面、躯干、口腔黏膜等处。泛发全身时称遗传性全身性色素异常症。面部如额、鼻、颊及耳部等处可有雀斑样损害。夏季皮损加重，一般无自觉症状。本病发病即呈豆点状网状色素脱失白斑，不会发生融合，而白癜风一般是在色素恢复期才在白斑区出现色素沉着岛，而且会随病情的进展有所变化。

无色素性色素失禁症又称伊藤黑素减退症，临床上有两种类型，即皮肤型和神经皮肤型，以皮肤型多见。本病可发生于任何种族，女性较男性多见，一般 12 岁之前发病，过半数病例出生时或婴幼儿期发病。皮损表现为逐渐增多扩大的脱色斑，灰白或淡白色，呈点状、线状、环状或多角形、条带状、螺纹状，就像洒水点喷洒在皮肤上。白斑分布广泛，早期有扩展蔓延倾向，界限清楚。可双侧不对称分布，偶有单侧性者，但不会出现按皮节或沿周围神经走向排列。可发生包括面部在内的任何部位，但以躯干、四肢多见。白斑发生前无发炎、水疱等皮肤损害。神经皮肤型除皮肤损害外尚伴有中枢神经系统的异常。本病应注意与节段型白癜风相鉴别，后者按皮节或沿周围神经行走方向排列，损害进行性发展，脱色完全，后天发病。

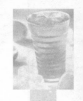

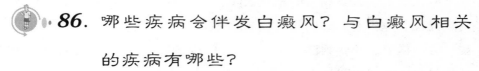

86. 哪些疾病会伴发白癜风？与白癜风相关的疾病有哪些？

（1）白癜风少数患者可在其病程中伴发银屑病、斑秃，这三种疾病均被认为是自身免疫性疾病。白癜风伴发各种自身免疫性疾病如：甲状腺功能亢进、甲状腺炎、糖尿病、恶性贫血、类风湿关节炎等。

（2）头面部白癜风常伴随牙齿疾病，包括龋齿、义齿、牙畸形、异位、残根等。牙病与白癜风之间关系并不清楚。

（3）许多临床观察及相关资料表明，白癜风与恶性黑素瘤存在着一定相关性。临床上恶性黑素瘤患者发生白癜风较常见，且白癜风并发黑素瘤几乎均为黑素瘤发生在前，白癜风发生在后。

87. 有色素减退斑就一定是单纯的皮肤病——白癜风吗？

我们在临床上经常见到皮肤、黏膜、毛发的色素减退，它们也许是单一的皮肤病，也许是其他疾病的一种皮肤表现，我们习惯上把合并其他器官病理性改变的一系列临床表现称为色素减退性综合征，这时皮肤、黏膜的色素减退斑应留意与白癜风相区别。

（1）Waarden-burg 综合征：又称内眦皱裂耳聋综合征。是一种少见的常染色体显性遗传综合征，主要表现为神经脊发生异常。世界上人口发病率约为 1/42 000。临床上可见全身皮肤散在大小不一、数目不定的色素减退斑，其上毳毛色素减少，额部可见束状白发，眉毛、睫毛呈灰白色或灰色、内眦异位、鼻根宽、虹膜异常（完全或部分）、先天性感觉神经性耳聋。本病患者一般都智力低下、小脑共济失调、运动协调障碍等。组织病理显示黑素细胞结构、数目均正常。而白癜

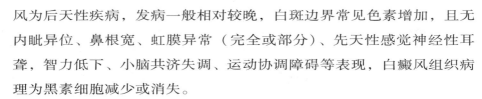

风为后天性疾病，发病一般相对较晚，白斑边界常见色素增加，且无内眦异位、鼻根宽、虹膜异常（完全或部分）、先天性感觉神经性耳聋，智力低下、小脑共济失调、运动协调障碍等表现，白癜风组织病理为黑素细胞减少或消失。

（2）Chediak-Higashi 综合征：又称白细胞异常白化综合征。是一种少见的遗传性疾病。Chediak 于 1952 年首先报道，患者常有近亲结婚家族史。本病病因不明，属常染色体隐性遗传。患者多自幼发病，进行性加重，皮肤和毛发色素减少呈银灰色，部分患者毛发稀少呈淡黄色或暗褐色，巩膜半透明状，畏光、曝光后眼球震颤，眼底检查视网膜苍白，患者由于白细胞异常，常发生皮肤和呼吸道细菌性和病毒性感染。部分患者并发恶性淋巴瘤或因血小板减少出血死亡。色素减退斑处组织病理示电镜下可见黑素细胞内有形态不规则的巨黑色体，互相融合。黑素细胞内也含有正常的黑素体，并移动至角质形成细胞内。而白癜风相对 Chediak-Higashi 综合征而言，白癜风为后天性疾病，发病较晚且白斑形态大小不一，边界色素加深，组织病理示黑素细胞减少或消失。

（3）Woolf 综合征：可能是一种基因突变导致的先天性色素减退伴耳聋的疾病。头面部、胸及前臂可见条带状色素减退斑，其间也可见岛屿状色素加深斑，可见白发、感觉性耳聋。应留意与白癜风区别。

（4）X 连锁色素减少-耳聋综合征：为一种先天性遗传疾病，患者均为男性，全身皮肤毛发不规则色素减退，伴耳聋、异色虹膜、视力下降等。

（5）Tietz 综合征：为一种常染色体显性遗传病，男女均可发病，出生时即可见全身皮肤脱色，毛发颜色浅淡，眉毛稀少，伴神经性耳聋。皮损处组织病理示：表皮内无黑素颗粒。

（6）Goltz 综合征：为一种常染色体显性伴性联遗传病，90%患者为女性，一般童年发病，皮肤可见色素减退和加深伴骨骼、眼、牙等发育不全。

（7）Alezzandrini 综合征：病因不清，常见单侧肢体皮肤出现色素减退斑，伴视力下降、视野变窄、锥体功能障碍、神经性耳聋。应留意与白癜风区别。

（8）Westernhof 综合征：病因不清，男女均可患病，出生时皮肤即可见大小不等、境界清晰、无自主症状的色素减退斑和色素加深斑，黏膜也可受累，伴头颅小、智力低下等发育迟缓现象。皮损处组织病理示：表皮黑素细胞数目虽无减少，但多巴反应减弱。

88. 单侧视网膜炎白癜风综合证和双眼色素层炎白癜风综合证是怎么回事？

目前该病比较罕见，病因也尚不明确，目前有两种学说：①病毒感染。有人从患者脑脊液中分离出病毒。②自生免疫。产生视网膜色素自体抗体，并对表皮、脑膜、耳蜗黑素也产生变态反应，以致黑素细胞摧毁。一般青少年发病，其症状表现为视力下降、视野缺失、虹膜脱色及萎缩、视乳头苍白、视网膜细胞层变性和锥体功能障碍等，眼的损害是单侧性的。皮肤损害好发于前额、鼻、上唇和颊部，皮肤发白一般发生在眼病的同一侧，类似白癜风症状。皮损一般在 3～13 岁出现，通常在眼病后出现皮肤症状。约有 80% 患者出现头发、眉毛、睫毛及腋毛脱落或变白。

89. 晕痣与白癜风有何区别？

晕痣（hato nevus）又称离心性后天性白斑（又称 Sutton 白斑），是在一个痣形成一个同心圆的白斑病损，亦属色素脱失斑，在组织病理学方面的改变也类似。可能是白癜风的一型，其发生与自身免疫有关，有时 Sutton 白斑的中心痣自然消退，随后其周围的白斑也消退。

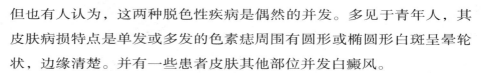

但也有人认为，这两种脱色性疾病是偶然的并发。多见于青年人，其皮肤病损特点是单发或多发的色素痣周围有圆形或椭圆形白斑呈晕轮状，边缘清楚。并有一些患者皮肤其他部位并发白癜风。

常见到晕痣中央痣消失后其白晕扩大，随之身体其他部位陆续发生新的白斑，因此可以说是晕痣是白癜风的一种存在类型。

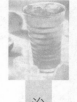

治疗

治　疗

90. 现代医学治疗白癜风常用哪些方法？

目前常用的白癜风治疗方法主要有：光疗、手术、药物疗法等，食疗和精神治疗一般都是作为白癜风治疗的辅助。

91. 白癜风治疗的原则是什么？

（1）寻常型白癜风治疗对免疫调节药物有效。

（2）节段型白癜风对各种药物疗法如皮质激素、光化疗的反应均较差，此种病例应在病情稳定后采用自体表皮移植术治疗。

（3）不完全性白斑，对药物治疗反应较好，治愈的机会较大，完全性白斑因其色素脱失的程度重，对药物治疗反应差，治愈的机会较小。如果白斑面积较大，且毛囊内的黑素细胞亦完全消失，可通过外科治疗方法，如黑素细胞移植方法达到治愈的目的。

（4）进展期白癜风，治疗当以药物为主，儿童患者、小面积、单发性白斑，可试用作用缓和、刺激性小的外用药或皮质激素类软膏外用，若白斑散在多发、发展扩散较快且面积较大者，必须内外结合，以内治法为主，且坚持综合疗法。

92. 色素岛型白癜风的治疗原则是什么？

对于白斑的治疗，往往通过皮损的变化来判断治疗的效果，对于

色素岛型的白斑更是如此，色素岛型白斑又分为中心型、边缘型和混合型，以下给予详细的辩证说明：

（1）中心型：在白斑区域内出现毛囊性色素点，初现时针头大小，渐至粟粒、绿豆大小，个别可扩大至豌豆大小，数目亦逐渐增多，互相融合成片，在这个过程中毛囊性色素岛及相互融合而成的色素沉着斑片，与其间的白斑境界清楚，泾渭分明，间杂存在，最后完全覆盖白斑，直至白斑消失；小腹部的大面积白斑，由于毛囊分布稀疏，黑素细胞的活性差，黑素代谢不活跃，形成的色素岛稀疏，难以持续扩大，最终形成麻雀卵样外观，不能完全恢复正常肤色。

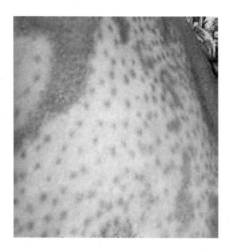

图 92-1　中心型色素岛

（2）边缘型：在白斑边缘的正常皮肤处出现毛囊性色素岛，初始如针头大，逐渐增多扩大，使白斑的边缘呈锯齿状。色素点继续增多扩大，互相融合，白斑的边缘呈波浪状向中心移行，但白斑边缘各处的色素沉着扩大移行速度不一，使白斑呈不规则的地图状，最终白斑消失。

（3）混合型：中心型色素岛与边缘型色素点同时或先后出现，此

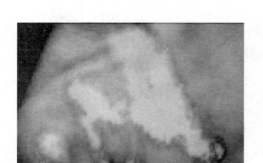

图92-2　边缘型色素岛

型反应往往提示疗效满意，白斑在边缘和中心同时消退，疗程短、见
效快，但是在这段时期，切勿因错误认识而中断治疗，即使在医生判
断治愈后也不能抱着"万事大吉"的态度，愈后的保健工作也很
重要。

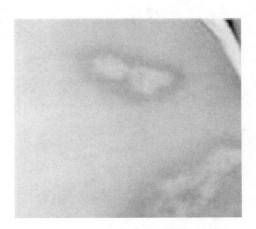

图92-3　混合型色素岛

 93. 白癜风治疗恢复的黑素来源是什么？

白癜风的恢复绝大多数首先表现为毛囊口的色素小点，以后逐渐

扩大形成色素岛，最后色素岛相互融合，白斑色素恢复正常；而掌、跖及黏膜等没有毛囊的部位，白癜风很难恢复。这些现象说明毛囊在白癜风恢复过程中起着重要作用，毛囊可能是白癜风色素恢复时黑素细胞的来源地。

94. 为何白癜风要及时治疗？

白癜风在开始的时候可能仅仅是皮肤有个别小的脱色，如果运气好的人，可能在过一段时间后白斑可自行消退，但更多的人都不是幸运的，白斑都会逐步扩大、增多，最后发展成泛发型，随着时间推移，白癜风处的黑色素会减少，甚至消失，治疗反应差，所以，一旦发现白癜风后要及时治疗，以便尽早控制病情才是最佳的渠道。

95. 治疗白癜风的疗效判断标准是什么？

①白斑不再发展；②白斑的边缘由模糊不清晰转为清晰；③白斑边缘出现色素加深现象；④白斑中央长出毛囊性黑点；⑤白斑转红或渐变淡，变模糊，逐渐内缩。建议此时就抓紧时间继续治疗以求最好疗效。证明治疗有效。

96. 如何针对病情选择白癜风的治疗方法？

由于不同患者的患病情况、患病时间、生活环境及个人体质的不同，白癜风的治疗方法就会不同，这就直接导致治疗白癜风的费用是不同的。因为患者本身的病情不同，医院会根据患者病情制订合理的治疗方案，而这种针对性治疗的个性化、差异化，用药上自然也会各不相同，治疗时间也会有长短之别。

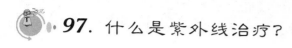

97. 什么是紫外线治疗？

紫外线治疗分 UVA 和 UVB 两种，UVA 为长波紫外线，需配合外用药物；UVB 为短波紫外线，一般不需配合外用药物。由于两者都为紫外线，所以发红瘙痒是皮肤吸收紫外线所致，如同照射太阳光过量。发红瘙痒不严重一般证明是紫外线照射的敏感值，属于正常反应，若过重，应考虑减少剂量。

98. 什么是光化学疗法（PUVA）疗法？为何能治白癜风？

即口服或外用补骨脂素等光敏剂后配合长波紫外线（UVA）（或阳光）照射来治疗白癜风的一种方法（PUVA）。该疗法历史悠久，从古埃及人用的大阿美种子到目前市售的许多药品（包括一些中药）都是基于同样的原理，目前也仍然是白癜风治疗的主要方法之一。其治疗白癜风的作用机制尚不是十分清楚，可能与促进黑素细胞 DNA 复制，从而增加黑素细胞的数量，以及抑制白癜风患者体内异常的自体免疫反应等因素有关。孕妇忌用，也不可用于白内障、系统性红斑狼疮、心血管系统疾病、肝肾疾病的患者。外阴部位效果差且易诱发癌变，不宜采用该疗法。

99. 光化学疗法（PUVA）治疗白癜风的作用机制是什么？

一般认为光化学疗法治疗白癜风的作用机制是：

（1）抑制细胞增殖：补骨脂素类分子在 UVA 照射下可被激活，并与细胞内 DNA 上的胸腺嘧啶发生效价结合（亦有人认为在光反应之前补骨脂素类和 DNA 之间已形成分子复合物），而把自身的能量转移到嘧啶碱上，使 DNA 两条单链相对应的嘧啶碱之间形成链间交键结合，这时细胞内截断修复工作即开始，但在 S 期由于可利用的截断修复时间较短，以致无法完全复制，在 12 小时内仅能修复 75%，因而或者引起染色体损害，或者引起 DNA 复制完全抑制，使细胞处于 S 期，则停顿增殖，于是细胞开始变性，蛋白质合成受抑制。

（2）黑素细胞活性增高和数量增加。众所周知，PUVA 治疗后可出现色素沉着，并较 UVA 产生的色素沉着明显，持续时间亦长。有人观察这种色素存在部位可见黑素细胞数增加，细胞变大，树突增多，并含有各阶段的黑素体，同时可使其活性增高。Dopa 反应增强，酪氨酸酶活性增加，使增殖的黑素细胞内合成酪氨酸，黑素颗粒转移增加，同时其颗粒分布形式可以从聚生型变为非聚生型。

（3）免疫功能改变，PUVA 可使 T 细胞和皮肤朗格汉斯细胞数量减少和功能下降，以及可抑制皮肤延迟性反应等。

100. 光化学疗法（PUVA）治疗白癜风有哪些禁忌证？

（1）绝对禁忌证：孕妇、无晶状体畸形、肝功能异常、光敏性疾病、无毛囊部位的或毛发变白的皮损。

（2）相对禁忌证：12 岁以下儿童、眼疾患者、有皮肤癌变史者、接触过致癌物者。

101. 哪些因素影响光化学疗法（PUVA）治疗白癜风的疗效？

白癜风光疗的疗效受多种因素影响，主要包括如下几个方面。

（1）部位：同一个体不同部位的皮肤对紫外线的敏感性不一致，

躯干部位最敏感。对于同一个体光疗的疗效通常与其每天的紫外线敏感性一致，对包括面、颈、躯干等光敏感区有较好疗效，但对于无毛发区，如关节部位、口唇、手指末端、足踝部、掌跖部和乳头等反应较差。

（2）肤色：肤色对疗效的影响并不大，但也有报道深色皮肤的白癜风患者对光疗的反应更好，对于同一个体，不完全脱色斑，因为表皮内仍有黑素细胞，疗效好于色素脱失斑，而毛发变白的皮损往往标志着该处黑素细胞储备已经完全被破坏，光疗往往效果较差。

（3）病程、分型及分期：一般病程越短见效越快，寻常型白癜风对光疗的反应优于节段型；进展期白癜风由于容易引起同形反应，导致皮损扩大，一般不主张采用全身的 PUVA 及窄谱中波紫外光疗法（NV-UVB）治疗，建议采用准分子激光治疗。

光疗治疗白癜风的疗效与其治疗次数平行，次数越多疗效越好。

102. 如何根据白癜风病情选用光化学疗法（PUVA）？临床疗效如何？

口服补骨脂素疗法，适用于泛发型白癜风或局部治疗无效者，12岁以下儿童不宜使用。局部 PUVA 疗法适用于皮损面积小于体表面积20%的患者；不宜用于 2 岁以下的儿童。

103. 光化学疗法（PUVA）的治疗是怎样进行的？治疗时应注意哪些问题？适合哪些人群？不良反应有哪些？

口服 8-甲氧补骨脂素（8-MOP）0.3~0.6mg/kg，1.5 小时后照射 UVA，UVA 的最初剂量通常是 $1~2J/cm^2$，每次增加 $0.25~0.5J/cm^2$，直至红斑出现；每周治疗 2~3 次，不宜 2 天连续治疗；治疗后 24 小时需戴吸收紫外线的护目镜，避免日晒。

适用于泛发型白癜风或局部治疗无效者，12 岁以下儿童不宜使用。

不良反应有日晒伤、恶心、红斑、瘙痒、皮肤干燥和致癌性。

104. 什么是白癜风的中波紫外线照射（UVB）治疗？

窄谱中波紫外光疗法（NB-UVB）是目前世界上最先进的皮肤光疗方法之一，它采用峰值 311 纳米的窄带中波紫外光波，集中了光谱范围中生物活性最强的部分，同时过滤不良波段紫外线，副作用小，作用深度达到皮肤角质层，直接作用皮肤患处，起效时间短，见效快。是国外目前治疗白癜风的最常用方法。

NB-UVB 治疗白癜风的生物学作用机制有以下几个方面：

（1）刺激黑素细胞的增殖和移行，当黑素细胞吸收 UVB 能量后，还可刺激酪氨酸酶的活性，加速酪氨酸的氧化和聚合，使黑色素合成增加。

（2）可以促进角质形成细胞释放促黑素细胞增殖分化的因子如内皮素-1、成纤维细胞生长因子等。

（3）UVB 具有免疫抑制作用，可使移行及增殖的黑素细胞免受破坏。

另外，NB-UVB 光疗还适用于银屑病、异位性皮炎、白癜风、玫瑰糠疹、湿疹、斑秃、覃样肉芽肿、神经性皮炎等的治疗。

105. 中波紫外线照射（UVB）可治疗白癜风吗？

窄谱 UVB 治疗后红斑反应率低，疾病缓解时间长，恢复时间上优于传统的宽谱 UVB。窄谱 UVB 在治疗过程中不需配合光敏剂，使用简单、方便、安全，目前在欧美地区广泛的应用。在治疗前进行光敏感测定，能使不良反应降低、提高疗效。

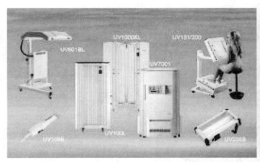
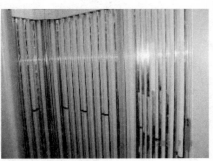

图 105-1   窄谱 UVB 治疗设备

106. 儿童白癜风可以进行光化学治疗吗？

儿童白癜风的治疗类似于成人，通常 12 岁以下儿童避免接受光化学治疗。

107. 日光浴（人工）可以代替 PUVA 或 UVB 吗？

很多专家认为日光浴不可以代替 PUVA 或 UVB 的照射，它甚至不能代替自然光。问题在于其装置会散发大量的紫外线，可能会对患者治疗白癜风无效，甚至是不安全的，还可能会导致严重的灼伤或其他的问题。建议在尝试紫外线疗法前仔细咨询您的皮肤病医生。

108. 激光可治疗白癜风吗？

308nm 准分子激光治疗时，激光光束直接作用于白斑局部，促进

T淋巴细胞的凋亡，激活酪氨酸酶，恢复黑素细胞自然生长，达到治疗的目的，也就是说是针对白癜风的发病原因，从根本解决黑素细胞被破坏的问题。

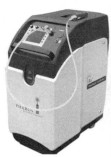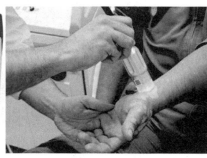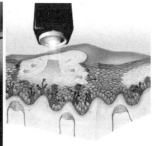

图108-1　308nm 准分子激光设备及治疗过程

109. 308nm 准分子激光治疗白癜风的原理是什么？

（1）诱导T细胞死亡，改善局部免疫（白癜风的直接原因是定居在皮肤的T细胞将皮肤中黑素细胞杀死）。

（2）刺激黑素细胞增生（皮肤和毛囊内会残留一部分逃脱自身免疫损伤的黑素细胞，准分子激光可以刺激残存的黑素细胞增殖）。

（3）改善局部微循环，促进黑素细胞合成黑素。

（4）促进维生素 D_3 和黑素细胞生成，与角质形成细胞功能有密切关系。

（5）激活假性过氧化氢酶。皮肤中的假性过氧化氢酶可以清除氧自由基，给定居在皮肤中角质形成细胞黑素提供一个清洁的生存环境，准分子激光可以通过激活假性过氧氢酶，清除有害的氧自由基的生存环境。

110. 308nm 准分子激光治疗白癜风后出现红斑水疱，正常吗？

308nm 准分子激光治疗后出现水疱属正常现象，由于不同的个体对光的敏感程度不同，极少数患者在治疗后可能出现红斑、水疱、色素沉着，此为正常反应。不必惊慌，和您的主治医生沟通，适当调整治疗剂量。

一般一些患者使用 308nm 准分子激光祛白会出现以下状况：

（1）308nm 准分子激光治疗后局部会有红斑，红斑会持续 24~48 小时，不影响工作和学习。

（2）308nm 准分子激光治疗后局部如果没有出现红斑，可以缩短治疗间隔时间，下次加大治疗剂量。

（3）308nm 准分子激光治疗后局部如果出现水疱、红肿时，应先暂停激光，并做相应处理。再次治疗时维持原量或适当减量。

111. 308nm 准分子激光治疗白癜风有没有不良反应？

308nm 准分子激光治疗皮肤病是非常安全的，它通过美国食品药品管理局（FDA）和我国国家食品药品监督管理局（SFDA）的认可，而且一直以来都没有任何不良反应的报告，更没有致癌的风险。它的光斑可以避免激光照射到正常组织，最大限度地减少对正常皮肤的伤害。在治疗时仅在照射部位有轻微的灼热感，部分患者会觉得治疗后的几个小时患处有一点点痛感（类似轻微晒伤）。对于白癜风的患者几乎没有不良反应，偶尔由于提高能量导致轻微水疱。由于白癜风是一种顽固性皮肤病。308 准分子皮肤激光治疗系统有针对的高能量照射提高了单次治疗的效果，减少了治疗次数，仅用 7~10 次治疗即可有效地激活酪氨酸酶，并且不会对正常皮肤造成伤害，避免了传统大面积治疗导致皮肤老化甚至癌变的风险。

112. 308nm 准分子激光治疗白癜风间隔多久做一次，大约多少次可以见到效果？

由于每位白癜风患者的发病情况不同，在治疗的时候用 308nm 准分子激光间隔的时间也不一样，有的患者是一个星期照射 3 次，有的是照射 2 次，具体应该间隔多长时间还需要根据患者的病情来决定，不要照射治疗太频繁，也不要间隔时间太长，以免影响治疗效果。观察 3 个月看效果。

113. 308nm 准分子激光联合剥脱性点阵激光治疗白癜风的原理是什么？对顽固白癜风的效果如何？

点阵激光的穿透力强，创伤性小，并且确保点阵微孔覆盖均匀，避免了光斑重叠，白癜风皮损处通过剥脱性点阵激光治疗，通过可以导入 308nm 准分子激光，激光光束直接作用于白斑局部，促进 T 淋巴细胞的凋亡，激活酪氨酸酶，恢复黑素细胞自然生长，对于稳定期顽固白癜风的效果较好。

114. 308nm 准分子激光最大能量是多大？

3000 基本已经达到最大剂量。

115. 308nm 准分子激光对白癜风还是很有效果的，但是能量越来越大，对身体有没有影响？

一般不会有影响，可以放心使用。

116. 308nm 准分子激光治疗后，皮肤变黑，还能不能恢复？

可以恢复。

117. 308nm 准分子激光和 308nm 准分子紫外光的区别？

308nm 准分子紫外光已经发展成为目前治疗白癜风效果最好的"308nm 准分子激光"，两者看似差不多，但是治疗效果却有着十分大的差别。现在在临床治疗的实践中，308nm 准分子紫外光几乎被淘汰，而白癜风的治疗所广泛采用的 308nm 准分子激光有着十分重要的影响，其主要的疗法原理和优势下：

308nm 准分子激光治疗白癜风是通过激光照射治疗白癜风，没有药物治疗带给身体的一些不良反应。激光光束可以直达病灶组织，减少了中间环节，能直接把效果作用于致病的酪氨酸酶，激发其活性，促进黑素细胞代谢正常，阻断发病源。它具有"高单色性、高方向性、高能量"的特点，能从根本上治疗白癜风，避免只治标不治本引起的白癜风复发。

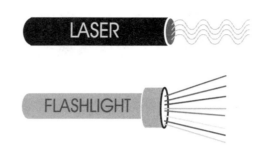

图 117-1　上为激光，具有方向性；下为普通光源，无方向性

118. 什么是白癜风的手术疗法？

在所有非创伤性疗法均尝试无效后，可以考虑手术治疗法。手术疗法比较耗费时间，并且价格昂贵。而且通常不是由保险公司来支付。这种手段比较适合少数的白癜风患者，一般都是至少有 3 年以上的稳定病情。

（1）自体表皮移植。就是手术医生从你身上一个区域中取下的皮肤，附加到身体的另一个患区。这种类型的植皮手术，有时主要用于白斑患处不是很多的白癜风患者。医生先取下正常皮肤色素（供区）的部分，然后把它们放在色素丧失的患区（受区）。自体皮肤嫁接手术可能出现的并发症。①感染：感染可能发生在供者或受着上；②瘢痕：受体和供体均有可能诱发瘢痕，比如鹅卵石的外观，或点状色素沉着现象，或可能根本无法实现正常色素恢复。植皮手术疗法需要时间和高昂的代价，因此很多人觉得它既不好接受，也不实惠。

（2）起水疱法植皮手术。在此过程中，医生使用高热、吸附或严寒使你的皮肤色素起水疱。在水疱的顶部，将其切出来，并移植到另一个色素脱失的患区。水泡嫁接的风险，包括瘢痕和复色缺乏（或不足）。但是，即使有瘢痕，这种治疗方法的风险也要比其他类型的嫁接手术少很多。

（3）微分段（文身）手术。此手术主要是利用某种特殊的手术器械，然后植入皮肤色素。这种手术最适合唇区患者，特别是那些肤色较深的人。不过，医生也很难做到使周边的皮肤与患区的颜色完全吻合一致。

文身部分的患区不会改变颜色，即便接触到太阳光也不会，即便周围的正常皮肤会改变颜色。因此，即便一开始的时候文身患区与周围的皮肤完全匹配，但之后可能会出现问题。文身往往随着时间的推移开始淡化褪色。此外，嘴唇患区的文身，也可能会导致因单纯疱疹病毒而诱发的水疱病情发作。

（4）自体黑素细胞移植。在此手术过程中，医生先要拿到患者身上正常的皮肤色素样品，然后将其放到一个专门培养黑素细胞的实验室中。当培养液中的黑素细胞成倍增加时，医生就会将其移植到患者色素脱失的白斑患区。这个疗法目前仍处于实验阶段，对白癜风日常护理的人来说，还不太实用。另外这个疗法价格也非常高，并且其不良反应尚未可知。

119. 白癜风外科疗法的适应证和禁忌证是什么？

其实早在 1947 年 Haxthausen 就尝试使用外科疗法治疗白癜风。1971 年 Falabella 采用负压吸疱后表皮移植治疗白癜风。该疗法复色率较高而且不会产生瘢痕，而且操作简单。大致看来，白癜风的外科疗法分为组织移植和细胞移植，其中组织移植包括自体表皮移植、全厚层钻孔法、薄层削片法、单个毛囊移植法、绞链式皮瓣移植术等。细胞移植包括自体黑素细胞纯培养移植、自体黑素细胞悬液移植、培养表皮片移植等方法。此外，纹色法和皮肤磨削术也属于白癜风的外科治疗方法之一。

进展期白癜风通常采用系统药物治疗，如皮质激素等。上述疗法无效后，应该寻求其他方法。对于静止期或节段型白癜风患者，可以考虑使用皮肤组织或者黑素细胞移植疗法。这些方法通过向白斑处移植黑素细胞使白斑处重获色素。但要切记，外科疗法的适应证是静止期白癜风患者，否则会降低疗效或造成很多不良反应。白癜风是否处于静止期可参照下述标准：①2年内原脱色斑没有继续扩大或色素减退加重（时间视具体情况而定，在节段型白癜风可能不需2年就进入稳定期，而泛发型一般历经数年才渐趋稳定）；②最近2年内没有出现新发白斑；③最近无同形反应；④药物治疗后在白斑周围复色，或者白斑中出现自发复色。

外科疗法并不适于所有白癜风患者，掌握好该疗法的适应证和禁忌证对于提高疗效至关重要。外科疗法治疗静止期节段型白癜风疗效最好，其次是局限型、节段型，预期治愈率达到95%。对静止期泛发型白癜风，治愈率达48%左右。当然这些外科疗法同样适用于斑驳病、烧伤后色素脱失等色素脱失性疾病。

进展期白癜风是外科疗法绝对禁忌证。由于手术时可能累及真皮，故瘢痕体质也在禁忌证之列。另外由于外科疗法后，有时候会出现局部的色素沉着，所以对于有些白癜风患者平常对于一些轻微创伤就会局部色素沉着反应者，也应该慎重取舍。

120. 什么是白癜风的自体表皮移植术？适用范围是什么？

自体表皮移植治疗白癜风，是指通过手术将自身正常皮肤的表皮移植到白癜风皮损处，使此处黑素细胞得以补充、成活，从而在皮损处产生色素。早在20世纪50年代，就有人试用皮肤移植方法治疗白癜风，由于当时采用的是全层皮肤移植，容易造成瘢痕形成，美容效果不好，因此以后未能得到推广应用。60年代又有人用薄层皮肤移植治疗此病，并取得一定疗效。1971 年国外首次有学者报道，用负压吸疱法进行自体表皮移植成功，以后陆续有类似治疗白癜风获得较好疗效的报道。1988 年国内开始有用表皮移植治疗白癜风的报道，近年来已有大量的研究报道。临床实践证明，表皮移植疗效肯定，且见效快，简便易行，不易形成瘢痕，克服了全层皮肤移植的缺点，易于为患者所接受，因此，很快就在临床得到推广应用。

皮肤移植治疗白癜风能够获得成功有其理论基础。有研究证明，白癜风皮损中黑素细胞是缺失的，而非皮损区黑素细胞数则正常，其染色强度和形态与正常人无差别。将正常的黑素细胞之表皮移植到黑素细胞缺失或功能低下的白癜风皮损处，从而达到纠正色素代谢异常和治疗白癜风的目的。

自体表皮移植作为一种治疗方法，对白癜风是有效的，但不是所有的患者都适用。其适用范围与其他外科疗法一样是静止期患者，对局限型、节段型效果最好，对皮损广泛的散发型、泛发型患者，具体操作会有些困难，对这些患者应采取综合疗法。表皮移植主要选择影响美容的部位，如面部、颈部及其他外露部位的白斑进行治疗。就部位而言，皮损位于平坦处、活动度小的效果好。对一些长期、大量使用过激素类外用药，已导致表皮萎缩、表皮与真皮有不同程度黏连及毛细血管扩张的白癜风，此疗法效果不佳。

对进展期（活动期）白癜风最好不要行表皮移植。首先是效果不好、成活率低，其次是病变还在发展扩大，局部移植解决不了问题，还可能发生同形反应，反而使白斑扩大。因此对这部分患者，首先要用其他疗法（如药物）治疗控制病情后，才能考虑用表皮移植。另外，由于白癜风发病与抗甲状腺抗体等有密切关系，所以对伴有甲状腺功能亢进等自身免疫性疾病的白癜风患者，也不宜进行表皮移植术。需要提醒大家的是，表皮移植并不能根本解决白癜风的治疗问题，它只是有效的对症治疗方法之一。由于白癜风的病因至今尚不清楚，要走的路还很长，继续对白癜风病因和发病机制进行研究，找到

真正病因，并针对病因寻求一个彻底根除的方法，才能最终解决。

121. 自体表皮移植术是如何进行的?

手术原则：采用病人自身健康部位表皮移植到白斑部位。

手术方法：

（1）选择腹壁或大腿正常皮肤为供皮区，常规消毒，根据白斑皮损大小选择合适的分离器。负压吸引约 30 分钟，表皮与真皮分离出现饱满的水疱后，停止负压吸引。

（2）受皮区（白斑区）常规消毒，以 2% 利多卡因局麻，磨削机磨去表皮直到出现点状出血为佳，以无菌盐水敷料暂时覆盖。

（3）将供皮区已分离好的水疱沿边缘取下，移植皮瓣至受皮区，使之紧密接触，然后覆盖油纱，用创可贴固定。一周后复诊。

大部分病例在 2~4 周局部开始有色素再生，并继续扩大，3~6

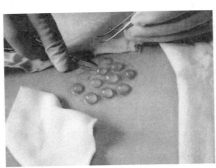
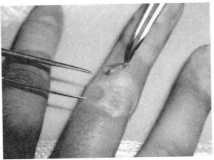
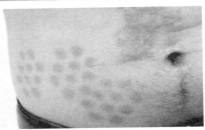

图 121-1　自体表皮移植过程

个月色素扩大达最大限度，最大可达原来的一倍，一般成功率在 90% 左右。

122. 自体表皮移植术治疗白癜风需注意哪些问题？

（1）手术后需服用 2~3 天抗生素。

（2）手术后治疗部位可出现不同程度的痒感。勿用手搓、揉，可适当用力压一压即可。

（3）治疗一周内创面不可接触水，避免激烈运动，以免出汗后引起感染。

（4）外敷料需保护好，不可浸湿、松动。

（5）移植后 15 日内，应避免接触肥皂、洗发精等化学类物品刺激。

（6）移植区 7 天后拆去敷料，可见部分皮瓣仍贴附于受皮区，不能强行撕去，待其自然脱落；15~30 天后可见正常色素产生；1~3 个月白斑可恢复或接近正常肤色。

（7）关节、毛发及口周等部位，一次治疗的效果相对较差，可进行多次移植，直至恢复正常。

（8）因敷料松动或其他原因而导致黑素细胞没有成活，应间隔 3~6 个月后可重新移植。

（9）供皮区一周后可拆除敷料，一个月左右可有色素沉着，3~6 个月基本恢复正常肤色。

（10）在医师指导下同时配合药物治疗，可以提高表皮移植疗效。

其中，预防感染、防止移植皮片脱落是移植成败的关键。

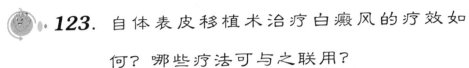

123. 自体表皮移植术治疗白癜风的疗效如
何？哪些疗法可与之联用？

　　自体表皮移植术是目前国内外治疗静止期白癜风应用最广的外科
疗法之一。目前的资料显示，此法治疗稳定期局限型和节段型白癜风
的成功率已达 90% 左右。对泛发型白癜风此法的疗效也可达到 70% 以
上。另外，对平坦部位白癜风表皮移植的成功率最高，而在不平坦部
位及皮脂溢出较多的部位，如鼻周、额头等，移植成活率会受到
影响。

　　自体表皮移植术尚可与其他疗法联合使用治疗白癜风。如国内有
人采用自体表皮移植与局部 PUVA 疗法联合治疗，选择局限型和节段
型白癜风患者，白斑面积一般不超过体表面积的 10%，且 3 个月内病
灶无扩展，也无新病灶出现。52 例患者分为 2 组，治疗组 20 例，采
用负压吸疱表皮移植加局部 PUVA 法（供皮区在移植术前 3~5 天以
红斑量照射 UVA 1 次，移植术后 2 周开始以亚红斑量照射受皮区，每
周 1 次。在照射前半小时，照射部位均要外涂 30% 补骨脂酊）。对照
组 32 例，单纯采用表皮移植。结果治疗组总有效率达 94.69%；而对
照组为 89.75%，两者疗效存在显著性差异。还有人采用自体表皮移
植联合 PUVA 和 UVB 治疗，于移植术后 1 周敷料去除后即开始接受
PUVA 和 UVB 联合治疗，结果色素出现时间及色素扩张恢复时间均明
显缩短。

　　有学者采用自体表皮移植加用神经生长因子治疗 35 例白癜风，
并与单独自体表皮移植病例进行了对照观察。结果合用组在疗效、皮
片成活率、色素出现时间等方面均较对照组为优，且无明显瘢痕、色
素沉着、过敏及感染等。具体方法是受皮区采用磨削法去除表皮，先
在创面涂布神经生长因子水溶液后再植皮。也有在白斑区除去表皮的
创面涂布碱性成纤维细胞生长因子水溶液后再植皮，结果皮片成活率

达 100%，较未加用的对照组为高。另有人在负压吸疱自体表皮移植术中加用黑素生成素，据称也可使皮片成活率提高、色素加深及色素扩展显著。方法是将黑素生成素（浓度为每毫升 1～1.5 毫克）滴加在白斑去表皮创面上 12 分钟后（使其吸收），再将浸过黑素生成素的表皮皮片展平移植在白斑创面上。还有一项研究显示，自体表皮移植术的同时加服维生素 B₃（烟酸）片，能提高疗效，尤其是某些凸凹不平的难治部位白癜风的疗效。据说是因为烟酸能扩张血管、改善微循环，进而改善皮肤营养，有利移植皮片的成活和缩短色素生成时间，并促进色素恢复。用法是维生素 B₃ 片 100 毫克，口服，每日 3 次，连服 7～10 天。

124. 治疗白癜风的细胞移植法有哪些？

随着现在科技越来越发达，白癜风治疗相比传统疗法有了很大的改进，比如：自体黑素细胞移植、微小皮片移植、表皮细胞混悬液移植、培养表皮片移植等。

（1）自体黑素细胞培养后移植适应于皮损面积少于 30% 静止期白癜风患者。移植面积大于 300 cm×300 cm 后，创面磨削后会有明显渗出，一般不会对黑素细胞造成损伤。但绷带应该预先留置小孔，以利于渗液排出。一般在治疗时，单块移植治疗面积不超过 300cm×300cm。另外，在磨削白斑处滴加细胞悬液后，应该卧床休息 8～10 个小时，以防黑素细胞液体外流。

（2）表皮细胞混悬液移植即在患者的头皮或者其他地方取正常着色的皮肤。取皮肤时可以采用解剖刀削皮。然后将所取得的皮瓣以 0.25% 的胰蛋白酶消化，制成细胞悬液。该细胞悬液是一个黑素细胞和角质形成细胞的混合体。将这些细胞以 PBS 冲洗后，可以接种到液氮发疱后的水疱中，或者是在此之前。将白斑处皮肤磨削，然后再铺上细胞混悬液，最后按照黑素细胞移植方法包扎方法包扎。在手术后的几个月，可以看见原来脱色斑处色素沉着斑渐渐融合。

（3）培养表皮片移植治疗白癜风有它自身的优势，由于角质形成细胞影响黑素细胞的分化、增殖及影响形成正常的黑素细胞与角质形成细胞的比例；培养表皮片移植法体外模拟体内表皮细胞结构重排，形成表皮黑素单元，向周边的角质形成细胞转运黑素颗粒，从而能够真实模拟体内环境。此外，培养表皮片移植在烧伤科已经有 20 年的使用历史，表明不会增加诱发肿瘤的相对危险度。

 ## 125. 什么是白癜风的毛囊移植疗法？

单株毛发移植法是利用毛囊周围尤其是毛囊上 1/3 有活性黑素细胞的原理进行的。取患者后枕部头皮，并分段切割成许多单株毛发，然后用毛发移植器把单株毛发移植至受皮区，包扎固定一周。对于受皮区无毛者，在毛囊植入前可先切除毛囊下 1/3；而有毛发区则移植完整的毛囊。有文献报道，应用单株毛发移植法治疗了 21 例白癜风患者，其中 15 例在 2~8 周内移植区周围有色素再生，一年内扩展至

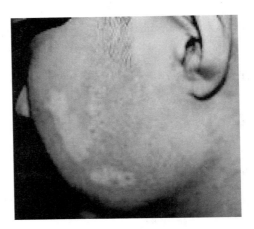

图 125-1　毛囊移植效果

直径为 2~10 mm。但对泛发型的疗效较差，且存在着操作费时和有
"鹅卵石样"外观的缺点。

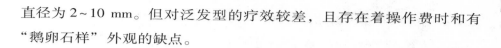

126. 什么是白癜风的培养表皮片移植疗法？

自体表皮细胞悬液移植省去了细胞培养的繁琐步骤，移植面积
大，安全性好。1992 年 Gauthier 等用含角质形成细胞的非培养黑素细
胞移植治疗白癜风获得成功，国内许爱娥用此法治疗了 24 例稳定期
白癜风患者，其中 23 例术后有色素恢复，一次移植治疗最大面积达
110cm^2。操作方法为取患者正常薄层皮肤片（至点状出血为宜），用
胰酶消化，制成含角质形成细胞和黑素细胞的单细胞悬液。移植前在
白斑区发疱，将疱液吸出，再于每个疱内注入细胞悬液。移植 3~4
周后，局部出现点状色素沉着，逐渐融合向外扩大，2~3 个月可形成
0.5~1 倍于水疱面积的色素斑，1~2 次移植色素恢复可达 90% 以上。

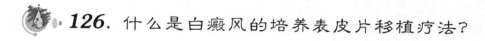

127. 什么是白癜风的自体黑素细胞培养后移

植术？

自体黑素细胞移植法是对黑素细胞进行培养，细胞量越大，疗效
越好，而且仅取一片皮肤即可做多处移植，该法的关键在于黑素细胞
的体外培养，又可分为带黑素细胞表皮培养和黑素细胞纯培养。1982
年，美国学者 Eisinger 等在含有 TPA（12-0-十四酰佛波醇 13-酸酯）、
霍乱毒素与 5% 胎牛血清的培养液中培养黑素细胞获得成功，1987 年
Lerner 首次应用培养的黑素细胞移植治疗白癜风获得成功。一般取患
者自身正常的腹部或大腿部皮肤，经一系列的处理和细胞培养，再将
黑素细胞悬液注入皮损处，经负压吸引发疱后抽去疱液的疱内，包扎
2 周；也可采用磨削法，将白斑部位的表皮磨去后，将黑素细胞悬液
均匀涂于创面。徐小珂等率先在国内开展带黑素细胞的表皮培养法和

黑素细胞纯培养方法治疗白癜风，均获得了满意疗效，3个月后平均色素恢复率达80%～90%。但操作周期长，费用昂贵，技术及设备要求高，目前难以推广。而且培养液的必需成分TPA是一种细胞诱导剂，黑素细胞经含TPA的培养基中培养后移植的安全性尚待进一步探讨。

128. 什么是白癜风的同种异体黑素细胞培养后移植疗法？

异体黑色素细胞移植法与前一种方法基本相同，区别在于前者的供体为患者自己，而后者为其他正常人健康皮肤。该法由华山医院皮肤科首创，曾经对30多例患者进行了治疗，有效率达到95%以上。异体黑素细胞移植比自体黑素细胞移植又前进了一步，因为有研究表明白癜风患者自身"正常"的皮肤在组织学上也有异常改变，而采用异体健康人的黑素细胞移植，就有可能解决这个问题。但因该法为异体移植，其排斥反应的问题还没有完全解决，目前正在进行这方面临床和基础的研究。

129. 白癜风患者如何选择黑素细胞移植方法治疗？

白癜风患者如何选择黑素细胞移植方法治疗，如果为小片白斑，可以采用自体表皮移植的发疱法+磨削法治疗，时间短、见效快，费用也较低；如为较大的白斑则选用薄层皮片法为宜；如白斑面积很大而正常表皮面积有限，只有选用黑素细胞培养移植，治疗费用较高。

关于白斑面积很大的患者，可主要针对颜面部、颈部、手部等暴露部位的白斑作黑素细胞移植治疗，因为白癜风主要影响患者的容貌，患者患病后的焦虑往往易进一步加重原有的病情，而消除暴露部

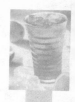

位的白斑可极大地改善患者的情绪和心态，解除患者的心理障碍，从而使患者能够以健康的心态重归社会和生活，同时也增强了患者治疗的信心，有利于身体其他部位白斑的进一步治疗和恢复。综合治疗对这部分患者有时也是必要的，可根据不同情况采用免疫疗法，内服中药等治疗，以期使疾病从根本上得到治疗；同时也可采用 UVA、UVB、UVN 光疗促进和增强疗效。

130. 卡泊三醇为何能用于治疗白癜风？

病理生理研究表明，白癜风皮损区存在钙平衡失调。黑素细胞上存在 25-$(OH)_2D_3$ 的受体已得到证实，1,25-$(OH)_2D_3$ 在调节黑素合成方面起一定作用。另外，卡泊三醇对免疫系统细胞具有免疫抑制作用，可能经过调剂角朊细胞、淋巴细胞产生和释放细胞因子而发挥免疫作用。

131. 糖皮质激素为何能治疗白癜风？

白癜风病因复杂，但自身免疫机制在其发病中占有重要地位，而糖皮质激素具有免疫调节作用，故多数学者认为，其治疗白癜风的机制主要是针对本病的自身免疫机制。有人在糖皮质激素治疗前后检测患者的免疫功能，发现淋巴细胞转化试验及自然杀伤细胞活性等免疫指标在治疗后均明显回升而接近正常，白斑亦相应好转或痊愈，提示该药可能通过调节机体免疫系统而发挥治疗作用。

还有学者认为，糖皮质激素治疗白癜风的机制可能是多方面的，但主要是通过其抗炎、免疫调节而起作用的。因为一些研究显示，白癜风是由于自身免疫原因造成自体黑素细胞损伤，系统使用糖皮质激素可以抑制自身免疫，控制病情进展，而使白斑复色。系统应用糖皮质激素后，患者抗黑素细胞自身抗体滴度降低，自身抗体介导的对自体黑素细胞的毒性作用也会减轻。另一方面，通常认为节段型白癜风与自身免疫关系不是很密切，但糖皮质激素治疗节段型白癜风往往可以取得很好的疗效，这就提示还存在其他的机制。研究表明，有许多激素可通过直接影响黑素细胞的生物学行为而发挥作用，可以直接促进黑素细胞增殖、促进黑素生成。在临床实践中发现，外用糖皮质激素后，往往是以毛囊口为中心开始复色，说明糖皮质激素可能存在促进毛囊无色素性黑素细胞增殖、分化及向表皮移行的作用，从而治愈白癜风。

132. 糖皮质激素治疗白癜风有哪些方法？

在白癜风的治疗中，糖皮质激素治疗白癜风已经被纳入白癜风治疗的一线药物及方法。糖皮质激素治疗白癜风通常有三种方法：包括内服、外用、局部注射。

（1）糖皮质激素系统治疗白癜风：常规口服剂量通常选用泼尼松5mg，每日3次，或15mg早8点顿服。见效后每月递减5mg，至每日5mg维持3~6个月。亦有专家提出可以晨起单次口服泼尼松5mg（若5mg不能控制，加量至7.5mg，待病情控制后逐渐减量），连续6个月。本疗法一般一个月内见效，如服用一个月无效果应终止治疗。也可以肌内注射得宝松每月一次，连续2~3个月。系统治疗适用于白癜风皮损面积较大的泛发型白癜风患者，进行期效果更佳，尤其以面部损害效果显著。

（2）糖皮质激素外用法治疗白癜风：外用糖皮质激素治疗白癜风可把糖皮质激素制成霜剂、软膏、溶液及涂抹剂等剂型使用。用法是每日外涂患处2~3次，连续4个月为一疗程（颜面部2个月），间隔4个月可考虑开始第2疗程。外用法适用范围广，可用于局限型白癜风、节段型白癜风等多类型白癜风的治疗。

（3）糖皮质激素局部注射法治疗白癜风：对少数局限型白癜风皮

损可采用局部皮损内注射的方法。一般每周注射一次，每次激素使用剂量不超过 2ml，4 次为一疗程。局部注射法多与其他疗法联合使用。

133. 使用糖皮质激素治疗白癜风需注意哪些问题？

虽然外用皮质激素治疗白癜风有较好的复色效果，是目前临床治疗白癜风的一线药物，但长期应用可引起皮肤萎缩、变薄、毛细血管扩张、局部感染、局部多毛等不良反应，而且如果大面积长期应用，激素可经皮肤吸收引起全身不良反应。

临床应用激素外用制剂治疗白癜风时应该注意剂型、浓度、种类，必须与病情一致，并与所见症状紧密结合。一般进展期较静止期、病程一年以内较病程长的白癜风对激素治疗敏感，儿童较成人、局限型较节段型、颜面部较躯干部的白斑复色效果较好，色素再生也较快，而黏膜、指（趾）端的白斑对激素反应较弱。

治疗过程中要及时随访，听从医生医嘱，最大限度地降低不良反应和最大限度地获得治疗效果。

134. 治疗白癜风为何不能滥用皮质激素？

皮质激素又叫皮质类固醇激素，是由肾上腺皮质分泌的经组织液和血液传递，发挥强大生理调节作用的高效能生物活性物质。具有抗炎、抗过敏、抗毒、抗核分裂等作用，其作用强大而持久。自从 1954 年成功合成人工皮质激素以来，临床用其治疗多种疾病，解除了患者的痛苦，挽救了众多病人的生命。但皮质激素在体内的生物学作用广泛而复杂，应用时会出现一些不良反应，倘若使用不当或滥用，会产生严重的不良反应，给患者的身心健康造成伤害，甚至危及生命。因此，在应用皮质激素治疗某些疾病时应掌握适应证，正确使用方法，

切忌滥用，以减轻其不良反应和避免严重不良反应发生。

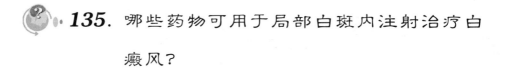

135. 哪些药物可用于局部白斑内注射治疗白癜风？

皮质激素局部注射可用曲安奈德混悬液或得宝松液 0.5～1.0 ml 加 2%利多卡因 1.0 ml 混匀于白斑边缘进针皮内浅层注射至外观呈橘皮样隆起为止，1～2 周一次，10 次为一个疗程，如重复治疗，疗程间隔以 4 周为宜。

136. 什么是白癜风的遮盖疗法？

有些人觉得白癜风疗效缓慢，且经治疗后有时色素恢复不均匀，达不到美容效果，对于要求即时美容效果者，可选用遮盖疗法。

5%二聚巯基丙酮溶液重复外用，使白斑染色，形成与正常皮肤相似的色素，一般停药 2～3 天后开始褪色，2 周后完全消失。用 1%高锰酸钾溶液，涂在白斑上，待干后即可满意着色，适用于棕色皮肤病人。

还有的患者会选择皮肤磨削术，白斑区经磨削砂，可促使黑素恢复，有报道皮肤磨削术后外涂氟尿（5-FU）嘧啶（封包），效果更为满意。

皮肤划痕术，有报告在局部皮肤消毒后，用三刃刀或五刃刀纵横交错切割白斑区，以渗血为宜，术后凡士林纱布包扎，3 日后去除敷料，每周 1 次，10 次为一疗程，疗效较满意。

硝酸银染色法，方法是局部消毒后均匀外涂 15%～20%硝酸银溶液，然后用梅花针敲打致点状出血，再涂硝酸银溶液，反复 3～4 次，压迫止血，见有点状着色，再涂以 2.5%碘酊，暴露创面，无需包扎。每周 1 次，4～6 次为 1 疗程。泛发者分批进行，每次治疗面积不超过全身体表面积的 1%（即自身手掌大小），有报告治疗总有效率达98.60%。此疗法，疗效高、简便易行，在当前治疗白癜风疗效不十分理想的情况下，不失为一种有效的治疗途径。

137. 皮肤磨削术如何治疗白癜风？

皮肤磨削术后可以刺激白斑处黑素细胞的增殖和分化，如果配以外用氟尿嘧啶（5-FU）霜，可以提高疗效。方法是磨削患处皮肤至轻微点状出血后，每日用 5% 5-FU 霜包扎，7~10 天后停止外用，1 周后表皮再生，2 周后开始有色素沉着，国内外报道痊愈达 18.3%~64%，有效率 83.3%~89.2%。

138. 如何应用皮肤磨削术及文色法治疗白癜风？

采用皮肤磨削术（dermabrassion）可以治疗白癜风，特别适合于治疗指、趾等非平整部位的白癜风。人们研究发现，皮肤磨削术后可以激活毛囊中外毛根鞘中无黑素合成活性的黑素细胞，使其增殖、分化成熟并向白斑处移行，从而为白斑处补充黑素细胞。皮肤磨削术可以配合外用氟尿嘧啶软膏，效果会比单独使用磨削术更好。

虽然许多白癜风患者对皮质激素疗法和 PUVA 反应良好，但若皮损在口唇部、手指末节、肘关节、膝关节处则治疗起来有一定困难。此时有的使用遮盖霜达到视觉上的纠正作用。但遮盖疗法中使用的产品往往是水溶性的，所以遮盖作用并不持久，只能暂时满足患者的美容要求。在顽固性白癜风治疗中，将带有色素的非致敏源性氧化铁通过物理方法植入白斑处，可以对白斑起到长期性的遮盖作用。这种技术是有文眼线技术衍生而来，使用文色法将外源性有颜色的化学物质文入白斑处，可以对患者的白斑外观起到一定的弥补作用。

 139. 什么是白癜风的脱色疗法?

白癜风脱色疗法又称逆向疗法。是指用脱色剂外涂久治不愈的白斑边缘着色过深的皮肤,使之变淡,近于正常皮肤的颜色。常用的脱色剂有3%~20%氢醌单苯醚霜、3%~10%双氧水等。必需说明的是外用这些脱色剂不一定能达到预期的效果,所需的脱色时间亦较长,一般需要外用10个月或更长时间;少数病例应用脱色剂的部位还可能诱发新的白斑,同时使用时还会引起一些不良反应。用20%的氢醌单苯醚霜外用,一天2次,持续6~9个月,部分用药时间要长达几年。白癜风脱色疗法具有一定的适用范围:皮损面积大于50%,现有的治疗方法均已治疗无效,或颜面部大面积白斑仅残留小面积正常肤色皮肤的病人,放弃了其他治疗,可考虑选择脱色疗法;成年患者可以使用,小儿患者则不适合。

140. 中医对白癜风是如何辨证论治的?

(1) 风湿蕴热型

主症:皮损表现为白斑粉红,边界清楚,多见于面部及外露部位,可单发或多发。一般发病比较急,皮损发展较快,皮肤变白前常有瘙痒感。伴有头重、肢体困倦,口渴不欲饮。舌质红,苔白或黄腻,脉浮滑或滑数。

病机分析:风为阳邪,善行数变,具有向上、向外的特性,故皮损发展较快,变化不一,多发于头面及外露部位,风邪易挟湿而蕴热,故见头重体困,口渴不欲饮诸证。

治疗原则:清热利湿,活血散风。

常用药物:白蒺藜,浮萍,何首乌,赤白芍,秦艽,防风,冬瓜皮,茯苓,苍术,苍耳子,龙胆,白薇等。

（2）肝气郁结型

主证：皮损表现为白斑色泽明暗不一，无固定的好发部位，白斑或圆或长，或为不规则云片状，无痒痛感。发病可急可缓，但多随精神变化而加剧或减轻，较多见于女性。可伴有急躁易怒，胸胁胀满，月经不调等症。舌质偏红，苔薄黄，脉弦。

病机分析：肝主疏泄，调节气机，若七情内伤，使肝气疏泄失常，气机紊乱，气血失和，日久则肌肤失养而成白斑，肝气横逆则急躁易怒，胸胁胀满。

治疗原则：疏肝解郁，活血祛风。

常用药物：当归、郁金、赤白芍、益母草、白蒺藜、香附、磁石、茯苓等。

（3）肝肾不足型

主证：皮损表现为明显性脱色白斑，边界截然，颜色纯白，或局限于一处，或泛发于各处，脱色斑内毛发变白，病程较长，发展缓慢，治疗效果不显著，多有家族史。可伴有腰膝酸软，头晕耳鸣，两目干涩，舌质淡，苔薄，脉细弱无力。

病机分析：肾藏精生髓通于脑，开窍于耳；肝藏血，主筋开窍于目，肝肾同源，精血互生。若先天禀赋不耐，肾精亏损则肝血不足，髓海失充，耳目失荣，肌肤失养则见肤生白斑，耳鸣目涩诸症。

治疗原则：滋补肝肾、养血祛风。

常用药物：首乌藤，补骨脂，黑芝麻，女贞子，旱莲草，覆盆子，生地黄，熟地黄，枸杞子，淫羊藿，仙茅，白蒺藜等。

（4）气滞血瘀型

主证：皮损多为不对称性白斑，边界清楚，多发于外伤或其他皮肤损伤后，白斑色偏暗，可有轻微疼痛感。斑内毛发变白，病情进展缓慢，疗效缓慢，可伴有面色发黯，肌肤甲错。舌质紫暗或有瘀斑，舌下静脉迂曲，苔薄，脉细涩。

病机分析：气血瘀滞，经络受阻，毛窍闭塞，不能荣养体肤而成白斑，如《医林改错》所言"血瘀于皮里"所致；血行不畅，肌肤失养，则面色发黯，肌肤甲错。

治疗原则：活血化瘀，祛风通络。

常用方剂：通窍活血汤。常用药物：红花、桃仁、赤白芍、麝香，刘寄奴，丹参，紫草，威灵仙，川芎，老葱，鲜姜等。

（5）气血两虚型

主证：皮损表现为白斑颜色较淡，边缘模糊不清，发展缓慢。常伴有神疲乏力，面色白，手足不温，舌质淡，苔薄，脉细无力。

病机分析：气为血之帅，血为气之母，气血具有相互滋生的作用。《灵枢·邪客篇》曰"营气者，泌其津液，注之于脉，化以为血。"所以无论是气虚或血少，均可导致气血两虚，皮表失于养润则出现白斑，气血两虚，则见神疲乏力，面色白，手足不温。

治疗原则：补益气血，疏散风邪。

常用药物：黄芪，党参，当归，赤白芍，何首乌，旱莲草，防风，白术，鸡血藤，桂枝等。

（6）血热风燥型

主证：皮损表现为白斑色泽光亮，好发于头面部或身体的上半部。发病比较迅速，蔓延较快。伴有五心烦热、口干、失眠、头晕等症。舌质干红、苔少，脉细数。

病机分析：阴血不足，虚热内生，久病化燥生风，风性向上，故见皮损好发于上半身，血热伤阴，津液亏损，则见口干，五心烦热诸症。

治疗原则：养血润燥，消风祛斑。

常用药物：生地黄，何首乌，白芍，旱莲草，丹参，桑白皮，白蒺藜，白僵蚕，荆芥，防风，白附子等。

（7）脾胃虚弱型

主证：皮损表现为白斑颜色萎黄，好发于面部及口唇，小儿多见，病情发展比较缓慢。伴有纳食减少，脘腹胀满、身倦乏力、面色萎黄。舌质淡、苔白，脉象虚弱。

病机分析：脾胃为后天之本，主消化和运化水谷精微而荣养周身。由于各种致病因素影响脾胃功能，使气血化生不足，不能濡养皮肤而发生白斑。脾开窍于口，其华在唇，故见口唇易生白斑。

治疗原则：调和脾胃，益气养血，润肤。

常用药物：党参，黄芪，白术，茯苓，山药，当归，丹参，赤芍，防风，白蒺藜，砂仁，白扁豆，白附子等。

（8）心肾不交型

主证：皮损多发于一侧肢端，常沿着一定的神经区域分布。好发于青壮年，常突然发病，病程短而发展较快，发病前常有一定的神经精神因素。伴有心悸、失眠、健忘、腰膝酸软。舌质红，苔薄白，脉弦细。

病机分析：《灵枢·本神篇》曰"所以任务者谓之心。"心主神志。若忧思过度，耗伤心阴，或肾精虚亏，水火不济，均可导致神失所依，则心悸、失眠、健忘、肤失所养，则生白斑。

治疗原则：交通心肾，滋阴养血。

常用药物：熟地黄，山药，山茱萸，补骨脂，茯苓，泽泻，牡丹皮，阿胶，党参，白术，黄连，远志，五味子等。

141. 治疗白癜风的常用中药方有哪些？

（1）黑穬豆、黑芝麻各 500 克，胡桃 50 个，桑椹、制何首乌、补骨脂各 250 克。治疗白癜风的药物将胡桃肉、黑芝麻炒熟后共捣如泥，黑穬豆炒熟磨成粉，桑椹、制何首乌、补骨脂研细末。共为蜜丸，每丸重约 10 克，每服 1 丸，日 3 次。

（2）荆芥、防风、牛蒡子、生地黄、白鲜皮、地肤子各 15 克，苦参 12 克，蝉蜕 10 克，蜈蚣 2 条。水煎服。

（3）浮萍、红花各 9 克，苍耳子、赤芍各 12 克，白芷 4.5 克，川桂枝3克。水煎服。

（4）豨草不拘多少，用米酒拌，九蒸九晒，研细末，炼蜜为丸如梧桐子大。每服5克，每日2次。

（5）将牛胎盘洗净，用瓦焙干存性，研为细末。黄酒送服。

（6）苍耳茎、叶、子各等量，晒干研细末，炼蜜为丸。每服3克，每日3次。

（7）补骨脂、白蒺藜、红花、全当归、制香附、桃仁各125克。炼蜜为丸，每丸6克，每服1丸，每日2~3次。

142. 中医治疗白癜风常用的外用制剂有哪些？

（1）酊剂：又称酒剂。是将药物浸入白酒或乙醇中浸泡溶解后而配制成的一种传统的外用液体制剂。酊剂是治疗白癜风最为常用的外用剂型，其制法相对简便，可采用溶解法（将药物溶解在不同浓度的乙醇或白酒中搅匀浸泡而成）、稀释法（主要是以流浸膏或浓酊剂为原料，而加入白酒或乙醇稀释至所需浓度，再过滤成澄清溶液）、浸渍法（以中草药生药粉末或碎块加白酒或乙醇，密盖，浸渍3~5天，静置过滤即得）或渗漉法（取药材粗粉加溶媒后入渗漉器中制取）。常用的如30%补骨脂酊、2%斑蝥酊、乌梅酊等，更多使用的是一些复方酊剂，如白斑酊（补骨脂、菟丝子、栀子各60克，采用浸渍法制成1000毫升）、祛白酊（为20%浓度酊剂，每100毫升含制何首乌、女贞子各4克，人参、黄芪、白鲜皮各3克，熟地黄、千年健各2克）、消斑酊（乌梅60克，补骨脂30克，毛姜10克，75%酒精300毫升）等。

（2）散剂：是一种或多种干燥粉末状药物均匀混合制成。如白癜风外用散，配方为雄黄3.5克，密陀僧10克，白芷、白附子各6克，将上药研细，筛去粗粉，再过120目筛，令成细末即成。用法是将黄

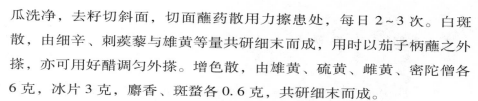

瓜洗净，去籽切斜面，切面蘸药散用力擦患处，每日 2~3 次。白斑散，由细辛、刺蒺藜与雄黄等量共研细末而成，用时以茄子柄蘸之外搽，亦可用好醋调匀外搽。增色散，由雄黄、硫黄、雌黄、密陀僧各 6 克，冰片 3 克，麝香、斑蝥各 0.6 克，共研细末而成。

（3）醋剂：又称药醋、醋浸剂。是将中草药放在醋中（陈醋较好）浸泡，待药物有效成分浸出后再外用，是中药外用的独特方法之一。如制斑醋剂，将细辛、独活、白芷各 6 克研为细末，用食醋适量浸泡，翌日即可蘸药液涂搽患处，每日外搽 2~3 次，每次搽药前将药液振荡均匀，搽药期间尽量进行日晒。有人用此醋剂治疗 27 例白癜风患者，结果痊愈 3 例，显效 8 例，无效 6 例，总有效率达 77.7%。

（4）乳膏剂：为药物与乳膏基质混匀制成的外用半固体制剂。乳膏基质分为两型，即油包水型（俗称冷霜）和水包油型（俗称雪花膏）。如抗白灵霜，药物组成为补骨脂、甘草各 40 克，白芷 10 克，汉防己甲素、乌梅各 5 克，硬脂酸 130 克，液体石蜡 54 毫升，三乙醇胺 6.6 毫升，单硬脂酸甘油酯 38 克，凡士林 8 克，尼泊金乙酯 1 克，水适量，共制成 1000 克。有人用此方外涂患处，每日 3 次，1 个月为 1 个疗程，用药 1~4 个疗程，共治疗 31 例局限型白癜风，结果痊愈 4 例，显效 9 例，有效 16 例，无效 2 例，总有效率达 93.55%，通常用 1~2 个疗程即见效。

（5）熏洗剂：以温热的中草药煎液先对准患部热熏，待药液稍温后再浸洗湿敷患处，全身泛发性白癜风亦可用煎液沐浴，是中药外用的传统独特疗法。如用当归、白芷、防风、白矾、连翘、紫花地丁、茯苓各 15 克，地骨皮、荆芥、杏仁、薄荷各 10 克，共煎取汁，趁热熏洗患处，每日 2 次。

143. 补骨脂素为何能治疗白癜风?

补骨脂中含有的补骨脂素、异补骨脂素等呋喃香豆素类物质,能增强皮肤对紫外线的敏感性、抑制表皮巯基活性、提高酪氨酸酶活性、促进黑素细胞合成黑素等功效,可使皮肤色素增多、颜色加深。白癜风皮损处外搽补骨脂素,可使局部黑素细胞数量增加、功能增强,黑素再生而起到白斑复色的作用。

144. 使用补骨脂素治疗白癜风应注意什么?

在白癜风发病初期,黑素细胞常处于免疫损伤或细胞毒损伤状态,如果此时使用促黑素细胞生成的药物,会增加黑素细胞的损伤,导致皮肤出现光毒反应,可表现为红斑,严重的甚至会出现水疱。如长期使用,还会使白斑出现角化、增厚、苔藓化。如果患者用药时不小心将药水涂到周围正常的皮肤,还会使正常皮肤颜色变深,从而与病损白斑形成非常大的色差,在一定程度上增加了患者的恐惧心理,从而使其不能积极配合治疗。临床上还有一些患者错误地将补骨脂素的光毒反应认为是药物的疗效,甚至一味追求这种反应,反而加重或延误了白癜风的治疗。

145. 使用外涂药物治疗白癜风时应注意什么?

我们观察到白癜风的发生、发展常与涂抹某些刺激性大的药物有很大关系。如外用补骨脂酊、氮芥药水、白斑涂剂等药物可引起接触性皮炎,有时某些患者的白斑会随着接触性皮炎的发生而扩大、加剧。在病情发展阶段,甚至连患者佩戴胸罩、腰(裤)带、疝托部位的皮肤，肛周皮肤，以及丁字带与会阴接触摩擦处也会出现白斑，故而在进展期应避免外用刺激性强的药物。患处涂药以微红不肿为度；如果红肿，应待炎症消退后再使用，或者酌情减少涂药次数和涂药时间，以减轻反应。患者也不宜穿着紧身衣裤，以免摩擦损伤皮肤而继发白斑，从而增加治疗上的困难。

146. 药物治疗白癜风的疗效判定时间是多久？

一般需要治疗 3 个月。

147. 目前治疗白癜风有哪些新的外用药？

他克莫司软膏，吡美莫司乳膏，钙泊三醇倍他米松乳膏，他卡西醇软膏。

148. 他克莫司软膏是否可用于白癜风？疗效如何？

长期以来，白癜风是一种治疗上具有很大挑战性的疾病。已有证据证明白癜风患者存在体液免疫和细胞免疫的异常，免疫抑制疗法也成为越来越受重视的治疗思路。他克莫司软膏作为外用的免疫调节药，可以下调多种炎症因子的表达，抑制 T 细胞的过度激活，从而改善黑素细胞生长的微环境。国内外均有报道，他克莫司软膏治疗白癜风有一定疗效，尤其是面部和躯干部的白癜风皮损疗效较好；对传统方法不易治疗的肢端白癜风皮损，部分患者应用他克莫司软膏后也发生了较明显的改善。

149. 白癜风外用他克莫司软膏之后有烧灼感正常吗?

属于正常，患者在使用的开始都有轻微的这种症状，特别是脸上，可再用少量试试，如果症状慢慢好转，可以加量，如果不能好转，加重，只能放弃使用了。

150. 他克莫司软膏治疗白癜风的同时有什么不良反应?

治疗白癜风过程中会出现轻微的一过性局部反应，为局部瘙痒，痤疮样皮疹。外用他克莫司软膏治疗白癜风是安全、有效的。

151. 他克莫司软膏治疗白癜风浓度上有什么要求?

0.03%和0.1%浓度的本品均可用于成人，但只有0.03%浓度的本品可用于2岁及以上的儿童。

152. 生殖器白癜风可以治疗吗?

很明显那是一个敏感的器官，所以很多白癜风患者都有这个疑惑。事实是，相当大数量的患者（25%~40%）都要面临白癜风长在生殖器上这个事实。对很多人来说，这是一个严重影响他们自尊、社交和性生活的问题。生殖器上的白癜风是可以治疗的，而且还很易于治疗。传统的治疗方法如类固醇和PUVA可以用来治疗生殖器上的白斑，男女都可。一些新的治疗方法像窄谱UVB也可以使用。他克莫司软膏也可以治疗生殖器上的白斑。用一些膏剂或者是霜剂涂抹的时候，要小心避开尿道和阴道，防止交叉感染。

153. 所有的治疗方法在治疗面部和眼睛周围都是安全的吗？

当使用软膏等涂抹药物的时候，您应该先跟您的医生讨论。通常，大多数的药是安全的，但是最好避免触及眼睛。白癜风治疗对眼睛最大的危害在于紫外线。在使用紫外线等治疗前，最好首先进行一个全面的眼部检查。当然，很多人在进行紫外线治疗的时候会戴护目镜，可是如果你眼睛周围有白斑怎么办呢？大多数医生会让你摘掉护目镜闭上眼睛进行治疗。明智的做法是你在尝试任何治疗方法前应首先和你的皮肤病医生进行讨论。

154. 白癜风患病时间长会增加治疗难度吗？

白癜风患病时间长黑素细胞会有消失，治疗反应差，会增加治疗难度。

155. 白癜风毛发变白是否可以恢复？

白癜风白斑随着治疗好转，白斑区域的毛发可以恢复。

156. 常用的光敏性食物有哪些？

一些含叶绿素高的蔬菜和野菜都属于光敏性食物。常见光敏性食灰菜、紫云英、雪菜、莴苣、茴香、苋菜、荠菜、芹菜、苦菜、叶、菠菜、荞麦、香菜、红花草、油菜、芥菜、无花果、柑橘、柠檬、芒果、菠萝等。除此之外，"光敏性海鲜"包括螺类、虾类、蟹类、蚌类等，同样含有光敏物质，也需留意。

157. 微量元素有没有必要检测？

目前没有有效证据证实微量元素和白癜风的发生有直接关系，所以没有检查的意义。

158. 白癜风患者是否需要经常晒太阳？

不建议暴晒，阳光的暴晒会破坏黑素的生成，从而促使白癜风的发病。可以选择在清晨或午后阳光比较柔弱的时候进行适当的照射。

159. 听说吃光敏性食物会晒黑，我吃这些食

物再晒太阳，会不会把白癜风晒黑？

吃了光敏的食物后晒太阳，有可能会加重病情，不建议暴晒。

160. 白癜风有没有疫苗？

很可惜，目前没有。

161. 如果白癜风的患处植皮，这块皮肤还会

变白吗？

还是有再复发的可能的。

162. 如果白癜风的患处植别人的皮，这块皮肤还会变白吗？

移植别人的皮肤，有可能不会成活。

163. 我腿部有湿疹，湿疹和白癜风同时存在，它们有没有相关性？

湿疹因为搔抓刺激，容易出现白癜风。

164. 如果湿疹和白癜风有相关性，我是不是发现湿疹应该立即使用激素类药膏控制？

发现湿疹，还是应该立即控制，避免搔抓刺激。

165. 我今年31岁，对外观还是比较在意的，医生说白癜风和年龄有关，请问我多大年纪可以放弃治疗？

白癜风年纪越大，治愈率越低，但对美的追求是不分年龄阶段的，这就看自己对美的追求了。

166. 我的面部有色斑，说明还是有黑素生成的，为什么还是有白斑出现？

白癜风具体病因不明，看来白斑区域还是有免疫问题，导致黑素局部减少。

治疗

/89/

预防及注意事项

167. 维生素C和吃富含维生素C的蔬菜水果能加重白癜风吗?

目前没有确凿证据会加重。

168. 作息不规律会诱发白癜风吗?

是的,必须保证良好的睡眠质量,精神紧张、劳累、睡眠不好,这些都是诱发白癜风的因素,我们在临床中也经常遇到,像有人出国倒时差,这段时间老睡不好,没多久就出现白癜风,还有的人睡眠差,睡眠质量不好,也出现这种情况,从这里可以看出来,睡眠质量对白癜风的诱发还是有一定的影响的。

169. 白癜风患者如何正确沐浴?

(1)水温不宜太高,以35~40℃的为宜。次数不宜太多,次数太多会把皮肤表面正常分泌的油脂及正常寄生在皮肤表面的保护性菌群洗掉,引起皮肤瘙痒症,皮肤的抵抗力也会因此而减弱,反而容易得病。

(2)洗澡时以浸浴为宜,尤其是药浴和矿泉浴。洗澡的过程中,不可过度搔抓皮损,也不可使用浴巾用力搓擦。过度搔抓或搓擦,会使皮损遭受刺激，影响皮损的消退，如果用力过大造成外伤，还可能导致同形反应。

（3）洗完澡后要注意保暖，尤其是在初春，避免感冒的发生。不少人在冬季洗完澡后没做好保暖工作，或者在头发很湿的情况下，还到室外吹冷风，结果导致感冒。感冒对白斑病患者来说，可能会成为导致病情加重的凶手。在初春季节，最好不要选择早起和晚睡时洗澡湿发，以防感冒。

170. 阳光暴晒能加重白癜风吗？阴天的时候还用避光吗？

太阳暴晒是诱发白癜风的因素之一，研究发现春末夏初这段时间较易发生白斑或增加新白斑。其中 6.8% 是在阳光下暴晒后发病。不少白癜风患者都知道，紫外线对人体具有双重的作用，一方面能促进黑素的生成，另一方面过度被紫外线照射会对皮肤造成损害。特别是夏季，温度高光照足，紫外线照射猛烈，所以白癜风患者需要及时做好防晒工作，避免阳光中的紫外线对皮肤带来的损害。但是在阴天时，许多患者便抛弃了那些防晒工具。实际上，阴天中的紫外线指数比太阳光照时候的更强，更加不利于患者恢复健康。

171. 白癜风哪些食物不能吃？

目前没有哪些食物有确凿证据会加重白癜风，或者会有利于白癜风的恢复。

172. 如何预防白癜风继续发展及复发？

（1）要巩固治疗，白癜风在治疗后还要继续巩固治疗一段时间后方可停药。

（2）平常的时候还要尽量避免创伤，以便让白斑重新复发。

（3）避免阳光暴晒，还要养成良好的作息习惯。

（4）面对突发的事情，还有不顺心的事情，要坦然面对，以免情绪影再次诱发白癜风。

173. 饮酒或吃海鲜会诱发或加重白癜风吗？

由于饮酒影响神经内分泌功能、损伤肝脏、影响蛋白质与锌的吸收合成。同时也会引起微循环障碍，使末梢小静脉扩张淤血，导致血液回流障碍，造成组织细胞缺血缺氧而加重黑素细胞损伤。至于海鲜诱发白癜风可能是与引起变态反应、导致免疫失调有关。但在临床中很少见到食用海鲜、牛羊肉引发白癜风的病例。

174. 为什么白癜风患者不能穿戴过紧的腰带和衣服？

不建议患者穿过紧的衣服，避免由于反复摩擦导致身上出现伤口，发生的同形反应在一定程度上会促进白癜风的加剧发生，给今后白癜风的治疗增加难度，希望患者引起注意。

175. 加强体育锻炼会不会减少白癜风的复发？

白癜风发病诱因比较多，其中一个诱因就是患者机体免疫力下降，所以白癜风患者做好日常体育锻炼有利于白癜风的辅助治疗及预防。

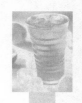

176. 抑郁焦虑会使白癜风复发吗？

患者在日常生活中，遇到很多不顺心的事情，给精神造成严重的刺激，心情老是焦虑，会导致白癜风的复发。消沉、悲观、忧虑等不良情绪也会影响人体的免疫功能，这也会对皮肤形成黑素造成阻碍，一旦黑素大量缺失，皮肤表面变会形成白斑。

177. 我治疗时发现，太阳晒过的部位容易变黑，医生说紫外线是诱发因素，我应该晒还是避免晒？如何把握？

尤其是进展期应该避免阳光照射，稳定期可以在阳光不强烈的时候，比如清晨傍晚，适当几分钟照射是没有问题的。

178. 都说黑芝麻可以使头发变化，对白癜风有用吗？

目前没有有效证据黑芝麻对白癜风有作用。

其他相关问题

179. 怀孕了，出现白癜风，和怀孕有关系吗？如何治疗？

一般怀孕跟白癜风没有太大的关系，没有发现在怀孕期间出现白癜风的，但是有产后出现白癜风的，生产过程可能是一个很大的影响，无论是精神，还是躯体，都是很大的一个负荷，还有产后第一年的时候，确实比较劳累，比较辛苦，夜里休息不好，这个时间有白癜风比较多一些。可以308nm准分子激光治疗，对胎儿没有影响。

180. 儿童白癜风好治吗？怎么治疗？

因为儿童正处于身体发育的重要阶段，各项生理功能还没有完善，一直处于一种快速发展的状态，所以他们对一些药物的适应性也会很大，如果家长能在孩子患上白癜风的初期就带孩子进行治疗，病情一定会得到很好的控制。

医治儿童白癜风外用药的浓度、剂型要适宜，避免刺激。外用皮质激素时，应挑选中、强效类制剂，等患儿病情况控制后逐渐降低用药浓度和药效强度，不宜大面积、长期应用。在病情进展期避免使用刺激性较大的外用药，夏季也应关注暴露部位涂搽具备光感性药物的时间和用药次数，减少日光照射时间，防止光毒反应的发生。并关注内用疗法和外用疗法的相互结合，以加强疗效。

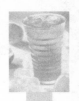

181. 老年人得了白癜风怎么办?

首先，老年白癜风患者要注意养成良好的生活习惯。

患白癜风后要戒除不益于身体健康的个人嗜好，如麻将、纸牌等。戒烟限酒，讲究卫生，锻炼身体，养成良好而有规律的生活习惯，自觉营造有利于病体康复的生活环境。

其次，老年白癜风患者要注意合理膳食。

根据老年白癜风病情和身体状况，应多进食高蛋白、低脂、低糖和 B 族维生素含量高的食品，避免过多忌口。注意休息，劳逸结合，睡眠充足。多参加有益身心健康的文体活动，但娱乐时间不宜过长，运动量不宜过大。

最后，老年白癜风患者要克服不良情绪，保持健康心态和乐观情绪。

老年白癜风患者，尤其是病程较长、皮损泛发的患者，应克服急躁和消极情绪，树立战胜疾病的信心和勇气，以良好稳定的心态克服外界各种不利因素的影响，对于患者家属来讲，老年人往往心理上都会有一定程度上的孤寂感，再加上病症的折磨，患者的心理问题会成为治疗过程中的一大障碍，因此患者家属需要多与患者交流，随时注意患者心理上的变化，以便更有效地进行心理疏导。

182. 世界范围内，白癜风发病与地区、种族有相关性吗? 哪些人种容易患白癜风?

有关白癜风的调查资料表明，深色皮肤的人种易患白癜风。印度白癜风的发病率高达 4%，而浅色皮肤的人种不到 1%，两者的发病率相差显著。为什么深色皮肤的人种容易患白癜风? 原因虽然还不是很清楚，但是可以推测这与合成的成熟黑素体形态有关，主要表现在以下几个方面：

（1）浅色肤种的黑素体色泽相对较淡，体积较小，椭圆形，成集合型分布，也就是几个黑素体聚在一起。深色肤种的黑素体则相反，色泽深褐，体积较大，球星，成单一型分布，也就是黑素体单个存在。

（2）黑素体从黑素细胞转移到邻近的细胞中时，浅色肤种黑素体主要见于表皮的基底层和棘细胞层，而深色肤种的人表皮各层均可见黑素体。

（3）黑素体在角朊细胞中的降解过程也有所不同。浅色肤种角朊细胞内黑素体大部分被角朊细胞内的溶酶体直接作用而降解。而在黑色人种，角朊细胞的黑素体则主要是后一条降解途径，就是弥散到表皮各层，最后随角质层的脱落而和表皮分离，因此这就是深色肤种肤色较深的原因。

（4）深色肤种的黑素合成代谢可能比较旺盛，如果一旦给予紫外线那样的刺激因素，黑素合成代谢会极为旺盛，因此会加快黑素细胞的消耗。由于旺盛的黑素代谢，其中间产物的过分堆积反过来又能杀伤黑素细胞，从而阻碍了黑素细胞的合成代谢而发生脱色性病变。

183. 白癜风发病与性别是否有关？

国内外大多数流行病学调查资料显示，女性白癜风患病率略高于男性，门诊就诊者中也以女性为多。白癜风疾病与性别有一定的关系。但性别并不是患白癜风的主要原因，白癜风与个人身体条件和外在因素有着密切的关系。

184. 患有白癜风，人们总是盯着我看，我感到很尴尬，该怎么做？

首先，你要知道，对大多数人来讲，白癜风是不正常的，这可能会让他们有一点不安。不要害怕告诉别人你的病，告诉他们这只是免疫系统出了问题，和遗传有关，不传染的。

最后，要尝试保持一种正常的生活方式。如果你喜欢徒步旅行、运动或游泳，那就继续做下去（请注意防晒）。不要刻意地避开社会交往和聚会。以前很多人以为白癜风是烧伤或化学品溅伤，但是现在的人们已经开始了解白癜风，并且知道相关的一些情况，可以正视它了。

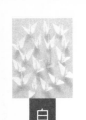

附　录

白癜风诊疗共识

中国中西医结合学会皮肤性病专业委员会色素病学组

本指南以中国中西医结合学会皮肤性病专业委员会色素病学组制订的白癜风治疗共识（2009 版）为基础，经色素病学组、中华医学会皮肤科分会白癜风研究中心部分专家及国内相关专家讨论制定。

白癜风治疗目的是控制皮损发展，促进白斑复色。

一、选择治疗方法时主要考虑因素

1. 病期　分进展期和稳定期。进展期判定参考白癜风疾病活动度评分（VIDA）积分、同形反应、Wood 灯。

（1）VIDA 积分：近 6 周内出现新皮损或原皮损扩大（+4 分），近 3 个月出现新皮损或原皮损扩大（+3 分），近 6 个月出现新皮损或原皮损扩大（+2 分）；近 1 年出现新皮损或原皮损扩大（+1 分）；至少稳定 1 年（0 分）；至少稳定 1 年且有自发色素再生（−1 分）。总分>1 分即为进展期，≥4 分为快速进展期。

（2）同形反应：皮肤损伤 1 年内局部出现白斑。损伤包括物理性（创伤、切割伤、抓伤）、机械性摩擦、化学性/热灼伤、过敏性（接触性皮炎）或刺激性反应（接种疫苗、文身等）、慢性压力、炎症性皮肤病、治疗性（放射治疗、光疗）。白斑发生于持续的压力或摩擦部位，或者是衣物/饰品的慢性摩擦部位，形状特殊，明显由损伤诱发。

（3）Wood 灯：皮损颜色呈灰白色，边界欠清，Wood 灯下皮损面积大于目测面积，提示是进展期。皮损颜色是白色，边界清，Wood 灯下皮损面积≤目测面积，提示是稳定期。以上 3 条符合任何一条即可考虑病情进展。

（4）可同时参考激光共聚焦扫描显微镜（简称皮肤 CT）和皮肤镜的图像改变，辅以诊断。

2. 白斑面积（手掌面积约为体表面积 1%）　1 级为轻度，<1%；2 级为中度，1%～5%；3 级为中重度，6%～50%；4 级为重度，>50%。白斑面积也可按白癜风面积评分指数（vitiligo area scoring index，VASI）来判定。VASI = $\sum$（身体各部占手掌单元数）×该区域色素脱失所占百分比，VASI 值为 0～100。

3. 型别　根据 2012 年白癜风全球问题共识大会（VGICC）及专家讨论，分为节段型、非节段型、混合型及未定类型白癜风。

（1）节段型白癜风：沿某一皮肤神经节段分布（完全或部分匹配皮肤节段），单侧的不对称的白癜风。少数可双侧多节段分布。

（2）非节段型白癜风：包括散发型、泛发型、面肢端型和黏膜型。散发型指白斑≥2 片，面积为 1～3 级；泛发型为白斑面积 4 级（>50%）；面肢端型指白斑主要局限于头面、手足，尤其好发于指趾远端及面部腔口周围，可发展为散发型、泛发型；黏膜型指白斑分布于 2 个及以上黏膜部位，可发展为散发型、泛发型。

（3）混合型白癜风：节段型和非节段型并存。

（4）未定类型白癜风：指非节段型分布的单片皮损，面积为 1 级。

4. 疗效　面部复色疗效好，口唇、手足部位复色疗效差。病程越短，疗效越好。儿童疗效优于成人。

二、治疗原则

（一）进展期白癜风

1. 未定类型（原称局限型）　可外用糖皮质激素（简称激素）

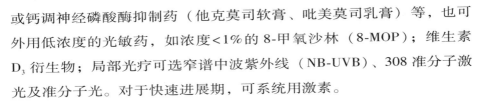

或钙调神经磷酸酶抑制药（他克莫司软膏、吡美莫司乳膏）等，也可外用低浓度的光敏药，如浓度<1%的 8-甲氧沙林（8-MOP）；维生素 D_3 衍生物；局部光疗可选窄谱中波紫外线（NB-UVB）、308 准分子激光及准分子光。对于快速进展期，可系统用激素。

2. 非节段型与混合型　　VIDA 积分>3 分考虑系统用激素，中医中药、NB-UVB、308 准分子光及准分子激光。快速进展期采用光疗可联合系统用激素或抗氧化剂，避免光疗引起的氧化应激而导致皮损扩大。局部外用药治疗参考进展期未定类型。

3. 节段型　　参考进展期未定类型治疗。

（二）稳定期白癜风

1. 未定类型（原称局限型）　　外用光敏剂（如呋喃香豆素类药物 8-MOP 等）、激素、氮芥、钙调神经磷酸酶抑制药、维生素 D_3 衍生物等；自体表皮移植及黑素细胞移植；局部光疗参考进展期未定类型。

2. 非节段型与混合型　　光疗（如 NB-UVB，308nm 准分子光及准分子激光等）、中医中药、自体表皮移植或黑素细胞移植（暴露部位或患者要求的部位）。局部外用药参考稳定期未定类型。

3. 节段型　　自体表皮移植或黑素细胞移植（稳定 6 个月以上），包括自体表皮片移植，微小皮片移植，刃厚皮片移植，自体非培养表皮细胞悬液移植，自体培养黑素细胞移植等。参考稳定期未定类型治疗。

三、治疗细则

（一）激素治疗

1. 局部外用激素　　适用于白斑累及面积<3%体表面积的进展期皮损。超强效或强效激素，可连续外用 1~3 个月或在皮肤科医师的指导下使用，或予强弱效或弱中效激素交替治疗。成人推荐外用强效激素。如果连续外用激素治疗 3~4 个月无复色，则表明激素疗效差，

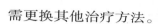

需更换其他治疗方法。

2. 系统用激素　适用于 VIDA>3 分的白癜风患者。口服或肌内注射激素可以使进展期白癜风尽快趋于稳定。成人进展期白癜风，可小剂量口服泼尼松 0.3 mg/（kg·d），连服 1~3 个月，无效中止。见效后每 2~4 周递减 5 mg，至隔日 5 mg，维持 3~6 个月。或复方倍他米松针 1ml，肌内注射，每 20~30 天 1 次，可用 1~4 次或由医生酌情使用。

（二）光疗

1. 局部光疗　NB-UVB 每周治疗 2~3 次，根据不同部位选取不同的初始治疗剂量，或者在治疗前测定最小红斑量（MED），起始剂量为最小红斑量的 70%。下次照射剂量视前次照射后出现红斑反应情况而定：如未出现红斑或红斑持续时间<24 h，治疗剂量增加 10%~20%，直至单次照射剂量达到 $3.0J/cm^2$（Ⅲ型、Ⅳ型皮肤）。如果红斑超过 72 h 或出现水疱，治疗时间应推后至症状消失，下次治疗剂量减少 10%~20%。如果红斑持续 24~72 h，应维持原剂量治疗。308 nm 单频准分子光、308 nm 准分子激光：每周治疗 2~3 次，治疗起始剂量及下一次治疗剂量参考 NB-UVB。

2. 全身 NB-UVB 治疗　适用于皮损散发或泛发的非节段型或混合型白癜风。每周治疗 2~3 次，初始剂量及下次治疗剂量调整与局部 NB-UVB 相同。光疗治疗次数、频率、红斑量和累积剂量并非越多越好，累积剂量大易形成皮肤干燥、瘙痒、光老化等不良反应大。治疗次数、频率、红斑量和累积剂量与光耐受（平台期）的出现有关。①如出现平台期（连续照射 20~30 次后，无色素恢复）应停止治疗，休息 3~6 个月，起始剂量以最小红斑量开始；②在治疗 3 个月无效应停止治疗；③只要有持续复色，光疗可继续；④不建议进行维持性光疗；⑤快速进展期，联合系统用激素治疗，可避免光疗诱发的同形反应，起始剂量<70% 的最小红斑量。病程短、非节段型疗效优于病程长、节段型；面颈、躯干疗效优于肢端。

3. 光疗的联合治疗 光疗联合疗法疗效优于单一疗法。联合治疗主要有：①光疗+激素口服或外用；②光疗+钙调神经磷酸酶抑制剂外用；③光疗+口服中药制剂；④光疗+维生素 D_3 衍生物外用；⑤光疗+光敏剂外用；⑥光疗+移植治疗；⑦光疗+口服抗氧化剂；⑧光疗+点阵激光治疗；⑨光疗+皮肤磨削术等。

4. 局部光化学疗法及口服光化学疗法 由于其疗效并不优于 NB-UVB，不良反应多，已被 NB-UVB 取代。

（三）移植治疗

适用于稳定期白癜风患者（稳定 6 个月以上），尤其适用于稳定期的未定类型和节段型白癜风患者，其他型别白癜风的暴露部位皮损也可以采用。选择移植方法需考虑白斑的部位和面积，进展期白癜风及瘢痕体质患者为移植禁忌证。常用的移植方法包括：自体表皮片移植、微小皮片移植、刃厚皮片移植、自体非培养表皮细胞悬液移植、自体培养黑素细胞移植、单株毛囊移植等。移植治疗与光疗联合治疗可提高疗效。

（四）钙调神经磷酸酶抑制药

包括他克莫司软膏及吡美莫司乳膏。治疗时间连续应用 3~6 个月，间歇应用可更长，复色效果最好的部位是面部和颈部。特殊部位如眶周可首选应用，黏膜部位和生殖器部位也可使用，无激素引起的不良反应，但要注意可引起局部感染如毛囊炎，痤疮出现或加重等。

（五）维生素 D_3 衍生物

外用卡泊三醇软膏及他卡西醇软膏可治疗白癜风，每日 2 次外涂。维生素 D_3 衍生物可与 NB-UVB、308 nm 准分子激光等联合治疗。也可以与外用激素和钙调神经磷酸酶抑制药联合治疗。局部外用卡泊三醇软膏或他卡西醇软膏可增强 NB-UVB 治疗白癜风的疗效。

（六）中医中药

分为进展期和稳定期 2 个阶段，形成与之相对应的 4 个主要证型（风湿郁热证、肝郁气滞证、肝肾不足证、瘀血阻络证）。进展期表现

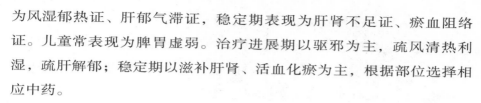

为风湿郁热证、肝郁气滞证，稳定期表现为肝肾不足证、瘀血阻络证。儿童常表现为脾胃虚弱。治疗进展期以驱邪为主，疏风清热利湿，疏肝解郁；稳定期以滋补肝肾、活血化瘀为主，根据部位选择相应中药。

（七）脱色治疗

主要适用于白斑累及面积>95%的患者。已证实对复色治疗的各种方法抵抗，在患者要求下可接受皮肤脱色。脱色后需严格防晒，以避免日光损伤及复色。

1. 脱色剂治疗　20%氢醌单苯醚，每日2次外用，连用3~6周；也可用20%4-甲氧基苯酚乳膏（对苯二酚单甲醚）。开始用10%浓度的脱色剂，以后每1~2个月逐渐增加浓度。每天两次外用，先脱色曝光部位再脱色非曝光部位，1~3个月出现临床疗效。注意减少皮肤对脱色剂的吸收，身体涂药后2~3 h禁止接触他人皮肤。

2. 激光治疗　可选Q755 nm、Q694 nm、Q532 nm激光。

（八）遮盖疗法

用于暴露部位皮损，用含染料的化妆品涂搽白斑，使颜色接近周围正常皮肤色泽。

（九）儿童白癜风

局限性白斑：<2岁的儿童，可外用中效激素治疗，间歇外用疗法较为安全；>2岁的儿童，可外用中强效或强效激素。他克莫司软膏及吡美莫司乳膏可用于局限性儿童白癜风的治疗。快速进展期的儿童白癜风皮损可采用小剂量激素口服治疗，推荐口服泼尼松5~10 mg/d，连用2~3周。如有必要，可以在4~6周后再重复治疗一次。

（十）辅助治疗

应避免诱发因素如外伤、暴晒和精神压力，特别是在进展期。治疗伴发疾病。心理咨询，解除顾虑、树立信心、坚持治疗。

注意：①本指南不能保证所有患者均取得满意疗效。②本指南并不包括白癜风的所有治疗方法。③白癜风治疗应争取确诊后尽早治疗，治疗采取个性化的综合疗法。治疗应长期坚持，一个疗程至少3个月以上。④某些药物（如他克莫司软膏、吡美莫司乳膏、卡泊三醇软膏等）的药物说明书中未包括对白癜风的治疗，但已有文献证明这些药物对白癜风有效。⑤关于快速进展期白癜风患儿使用小剂量激素口服的治疗方法，参考2005年第63届美国皮肤科学会年会上Pear E Grimes发表的白癜风治疗共识，结合专家临床经验形成。

（原文刊登在《中华皮肤科杂志》2014年1月第47卷第1期）